Clive B. Collier

Epidural Anaesthesia
Images, Problems and Solutions

硬 膜 外 麻 醉

影像、问题和解决方法

编　著　〔澳〕克莱夫·B. 科利尔

主　审　黄宇光　邓小明

主　译　徐铭军　赵　娜

U0339603

天 津 出 版 传 媒 集 团
天津科技翻译出版有限公司

著作权合同登记号:图字:02-2017-344

图书在版编目(CIP)数据

硬膜外麻醉:影像、问题和解决方法 / (澳)克莱夫·B. 科利尔(Clive B. Collier)编著;徐铭军,赵娜主译. —天津:天津科技翻译出版有限公司,2021.6
书名原文:Epidural Anaesthesia: Images, Problems and Solutions
ISBN 978-7-5433-4111-1

Ⅰ.①硬⋯ Ⅱ.①克⋯ ②徐⋯ ③赵⋯ Ⅲ.①硬脊膜外腔阻滞麻醉 Ⅳ.①R614.4

中国版本图书馆 CIP 数据核字(2021)第 045450 号

授权单位:CRC Press
出　　版:天津科技翻译出版有限公司
出 版 人:刘子媛
地　　址:天津市南开区白堤路 244 号
邮政编码:300192
电　　话:(022)87894896
传　　真:(022)87895650
网　　址:www.tsttpc.com
印　　刷:山东韵杰文化科技有限公司
发　　行:全国新华书店
版本记录:787mm×1092mm　16 开本　10 印张　150 千字
　　　　　2021 年 6 月第 1 版　2021 年 6 月第 1 次印刷
　　　　　定价:98.00 元

(如发现印装问题,可与出版社调换)

译者名单

主　审　黄宇光　邓小明

主　译　徐铭军　赵　娜

译　者（按姓氏汉语拼音排序）

白云波　首都医科大学附属北京妇产医院

丁志刚　首都医科大学附属北京妇产医院

郭晓昱　首都医科大学附属北京妇产医院

吉嘉炜　山西医科大学第二医院

贾璐雯　山西医科大学第一医院

景宇淼　首都医科大学附属北京妇产医院

李　想　首都医科大学附属北京妇产医院

李瑞萍　首都医科大学附属北京妇产医院

林娅凡　首都医科大学附属北京妇产医院

刘　薇　北京和睦家医院

刘超群　中国医学科学院北京协和医学院

孙传江　北京和睦家医院

汪愫洁　首都医科大学附属北京妇产医院

王　琳　首都医科大学附属北京妇产医院

徐国勋　北京和睦家医院

徐铭军　首都医科大学附属北京妇产医院

张青林　首都医科大学附属北京妇产医院

赵　娜　首都医科大学附属北京妇产医院

中文版序言一

硬膜外麻醉应用于临床已有近 120 年的历史,其目前仍然是临床麻醉的主要方式之一。我国曾经是实施硬膜外麻醉的大国,20 世纪 80 年代,我国每年硬膜外麻醉病例数居世界之首。硬膜外麻醉有其独特的优势,其可以在一定程度上克服机体的应激反应。与全身麻醉不同,硬膜外麻醉也可能出现麻醉效果欠佳或阻滞失败的情况,这取决于麻醉医师的理论知识和临床经验。目前,可视化麻醉技术的应用已经大大提高了各类区域麻醉和神经阻滞的成功率,有效地缓解了此类麻醉失败给患者和麻醉医师带来的不良体验和心理影响。

本书作者克莱夫·B.科利尔医师致力于硬膜外麻醉的影像学研究,历经 30 余年和数代人的努力,收集了近 200 例患者的影像资料纳入本书,为读者了解硬膜外麻醉阻滞不全和失败机制提供了明确的影像解剖证据,提供了在各种情况下,造影剂注入后在椎管内的扩散路径及最终聚集图像。这种专业化、精准化的解剖学证据,为我们在临床上面临硬膜外阻滞失败时的束手无策提供了新的视野。与同类专业图书相比,本书提供了独特的视角,对临床医师具有重要的参考价值。

本书共 10 章,主要通过硬膜外造影技术手段揭示硬膜外阻滞,尤其是效果欠佳或阻滞失败时的解剖学基础,内容涉及硬膜下阻滞、硬膜内阻滞、硬膜外腔分隔,以及各种少见的脊柱解剖异常等情况下,通过硬膜外导管注入造影剂之后的图像分布,还包括各种硬膜外导管置管位置对阻滞成功率可能的影响。

尽管现代麻醉学科取得了令人瞩目的飞速发展,椎管内麻醉仍然是临床麻醉最为常见的选择之一,尤其是产科和下肢手术等的常用麻醉方法。我国每年都有数千万例患者接受椎管内麻醉和镇痛。

我非常高兴地看到首都医科大学附属北京妇产医院麻醉科主任徐铭军教授领衔组织翻译了本书。徐教授带领的翻译团队拥有丰富的椎管内麻醉临床实践和研究经验,他们以高质量的专业翻译水平,为读者准确、翔实地呈现了本书的内容。

可以预见,本书的出版,必将为读者进一步全方位理解椎管内麻醉提供新的视角。相信我国临床硬膜外麻醉水平将会随着时间的推移从量变到质变,实现整体水平的提高,从而使广大患者获得更安全、舒适的麻醉镇痛新体验。

荣幸应邀作序，谨此，与大家共勉。

中华医学会麻醉学分会主任委员

中国医学科学院北京协和医院麻醉科主任

中文版序言二

硬膜外麻醉的应用历史悠久,但至今仍存在一个特殊问题:即使是经验丰富的临床麻醉科医师,在一切操作顺利的情况下,也可能出现硬膜外麻醉阻滞效果欠佳或完全失败,导致无法满足手术需求的尴尬情况,且无法解释其原因。究其根本,其原因很大程度在于临床上无法肉眼直视椎管内的解剖结构。即使是现在可视化设备(如超声)的应用已经极大普及的情况下,依然难以解释上述困境。

本书作者克莱夫·B.科利尔医师是一位享誉全球的产科麻醉专家,其一生致力于产科麻醉管理和硬膜外阻滞相关研究。为寻求硬膜外麻醉阻滞失败或欠佳的原因,为了解发生这种情况的解剖学基础,弥补现有知识的欠缺,克莱夫·B.科利尔医师在硬膜外阻滞后的影像学表现方面进行了深入研究。基于克莱夫·B.科利尔医师所带领的研究团队30余年积累的病例影像资料,本书向读者展示了对于硬膜外麻醉阻滞并发症的发生机制、硬膜下及硬膜内这些不同解剖结构的深入调查,为硬膜外麻醉阻滞效果欠佳或失败的原因和机制提出了更合理的解释,也为预防硬膜外麻醉失败的再次发生提出了预防方法。

作为一本医学专业图书,本书短小精悍,但提供了硬膜外麻醉阻滞及各种阻滞不良发生机制的翔实影像学信息。这些信息和资料至今仍少见于其他麻醉专业图书,弥补了相关领域临床知识的欠缺。本书共10章内容,在硬膜外造影的基础上,向读者清晰地展示了硬膜外阻滞中硬膜外导管可能的走向,以及局部麻醉药(造影剂)通过硬膜外导管注入后可能的分布图像,揭示了硬膜下/硬膜内、硬膜外间隙异常分隔,以及疾病和手术所造成的异常间隙等发生阻滞失败和阻滞不良的椎管内解剖结构,为读者进一步认识硬膜外阻滞(包括效果不良或失败),提供了客观而明确的影像学背景。再次强调,这些资料确实少见于其他麻醉专业图书,值得一览。

椎管内麻醉仍是临床常用的麻醉方法,尤其是产科手术,对椎管内麻醉需求巨大。本书由首都医科大学附属北京妇产医院麻醉科主任徐铭军教授组织翻译。徐教授带领的妇产专科麻醉团队在硬膜外麻醉管理上经验丰富、研究深入,他们以与原著同样的风格,用最自然、最贴切的语句把原文内容忠实地再现出来,为读者完整、准确地呈现了本书的内容,使本书达到了"信""达""雅"的境界。相信本书的出版,必将助读者实现硬膜外麻醉管理水平的进一步提升。

有幸受邀为本书作序，荣幸之余，谨此与大家共勉。祝愿我国临床硬膜外麻醉与镇痛的实施和管理水平不断提高，从而为广大患者提供更安全、更舒适的麻醉与镇痛体验。

中华医学会麻醉学分会候任主任委员
中国人民解放军海军军医大学第一附属医院麻醉学部主任

中文版前言

历经近一年的辛勤付出,首都医科大学附属北京妇产医院麻醉科翻译团队完成了《硬膜外麻醉:影像、问题和解决方法》一书的翻译工作。本书作者为澳大利亚克莱夫·B.科利尔医师。30多年来,科利尔医师一直致力于硬膜外造影工作,先后发表了多部相关领域的论文和专著。本书通过硬膜外造影技术,针对椎管内阻滞失败或阻滞不全的临床现象进行深入研究,提供了大量珍贵且清晰的影像学图片,不仅阐明了为什么一些患者会出现阻滞效果欠佳的情况,同时也拓宽了我们对于椎管内阻滞相关结构的基础解剖知识。只要存在椎管内麻醉操作和管理的需求,本书就值得深入研读,其适合不同年资的麻醉医师、研究生、本科生及麻醉护士等精读学习。

本书的翻译过程对于我们妇产科麻醉医师团队也是一次非常好的学习机会。椎管内阻滞失败或不全是临床上常见但难以找到确切原因的一种现象。我们所在的单位也曾经针对3例椎管内麻醉术后镇痛严重影响感觉、运动的患者,在患者自愿配合的前提下,通过硬膜外导管进行了造影,结果证实均为硬膜下置管造成的硬膜下阻滞,从而科学地解释了临床现象,否则,只能停留在推论层面。明确的影像学证据有助于向患者解释,安抚患者情绪,同时也有助于我们增加区域阻滞的麻醉管理经验。本书极大地拓宽了麻醉医师关于椎管内操作的视野,不仅提供了清晰、成功的硬膜外置管后造影剂扩散的路径图像,而且提供了少见的硬膜下置管、硬膜内置管以及在各种脊柱解剖结构异常的情况下,硬膜外置管的走行和造影剂分布图像。了解椎管内阻滞失败或不全的原因,对于患者后续可能再次面临的围术期麻醉,尤其是产科麻醉管理,提供了解决思路。

现代医学影像学技术的发展,使硬膜外造影技术简便易行。而在科利尔医师和我们自身的临床经验中,硬膜外注射碘造影剂等是安全的,只要操作得当,并不会给患者带来明显影响预后的不良事件。我们希望通过翻译本书,能够使读者对硬膜外造影这一技术操作有更加深入的认识和更高的接受度。

数年前,我们参加在英国举办的ESA年会,参会之余,徜徉书市,欣觅本书,浏览前言、目录,觉得耳目一新,再阅正文,图文并茂,其以独特的视角阐述了椎管内麻醉,遂决意翻译,和国内读者共同分享本书。我国每年实施大量椎管内麻醉手术,仅产科麻醉及骨科麻醉,估计每年有数千万实施椎管内麻醉的医师,相信本书将有助于这些医师实施麻醉。

本书翻译人员除首都医科大学附属北京妇产医院和北京和睦家医院的麻醉医师团队外，还有曾经在我们科学习、工作过的研究生吉嘉炜、贾璐雯和刘超群。在此向各位医师和研究生一并表示感谢，感谢他们在繁忙的临床工作之余的辛勤付出。书中难免有疏漏之处，望各位读者给予批评指正，共同进步。

徐铭军 赵 娜

首都医科大学附属北京妇产医院

序 言

作为毕生所爱,30 多年来,克莱夫·B.科利尔医师一直致力于硬膜外造影工作。起初,科利尔医师只是为了解答为什么大多数椎管内阻滞效果显著,而部分椎管内阻滞完全失败或相对不全,随后,逐渐发展为对区域阻滞并发症的机制、硬膜下与硬膜内间隙本质以及区域阻滞意外事故原因的深入分析研究。通过对影像资料的研究,科利尔医师对不典型阻滞所致事故的发生原因、机制及时间提出了新的见解。

科利尔医师对知识的不懈追求,促使他完成了 1994 年的博士论文《硬膜外阻滞并发症》(*Some Complications of Epidural Block*)以及 1998 年短小精悍的文集《硬膜外造影图谱:硬膜外阻滞研究》(*An Atlas of Epidurograms: Epidural Blocks Investigated*)。此外,还包括专门为准备妊娠的女性所著的通俗易懂、信息丰富的图书《轻松分娩的选择:硬膜外阻滞》(*Enjoy your Childbirth: The Epidural Option*)。如果再加上其大量的科学论文、读者回信及系列讲座,就不难理解为什么科利尔医师拥有如此丰富的、常人难以获及的经验、认识与专业知识了。

这本《硬膜外麻醉:影像、问题和解决方法》主要是为了弥补基础知识的不足。科利尔医师在 1998 年编写《硬膜外造影图谱》一书时,收集了 100 例硬膜外造影图像。此后,源于影像技术的精进以及 3D 技术的发展,共收集了近 200 例(实际 178 例)影像。毫无疑问,克莱夫·B.科利尔医师是硬膜外造影方面的专家,正是由于他娴熟的技术,本书所呈现的内容比以往更加丰富。

本书对于硬膜外操作练习者、麻醉医师、放射科医师,甚至律师、法律代理人、事务律师而言,都是一个巨大的宝藏。硬膜外造影并不简单,本书可以作为口袋书,用于各种造影结果的对照,也可作为参考书,加深对硬膜外阻滞失败以及置管异常的理解。

本书受众应该是对椎管内阻滞技术及其局限性有一定了解的读者,包括硬膜外阻滞、腰硬联合阻滞及蛛网膜下隙阻滞。但作者通俗易懂的写作方式,使得读者能够轻松地了解各种椎管的解剖变异、病理改变、脊柱畸形、组织和结构缺陷,以及硬膜外间隙内水平或垂直的隔膜,以上都是行椎管内阻滞时能否成功的决定因素。我们现在有相关文献可以参考,它补充了有关硬膜外和脊髓方法与技术的阅读资料。

硬膜外造影,以及科利尔医师对其的研究解读,阐明了硬膜外阻滞技术的特质与局限性。这对于我们期待的区域阻滞变革而言,时机刚刚好。随着这些技术的更多应用，相关设备、培训、药物及安全性都将会有很大提高。相应的，区域阻滞的适应证也会有所增加。目前，区域阻滞不仅适用于产科麻醉，也同样适用于慢性疼痛的治疗、对症与支持疗法、手术、麻醉，以及围术期的诊断和治疗。克莱夫·B.科利尔医师最初的想法，只是为妊娠期女性提供妊娠期及分娩时的相关知识。如果本书能帮助到一位女性，即达到了目的。我认为本书不仅能帮助到一些女性，使硬膜外阻滞更加安全，而且为那些实施椎管内阻滞的操作者提供了一个新的视角。

在过去，硬膜外造影被看作是一种极端和狂热的行为。在我看来，硬膜外造影如今在解释问题本质原因、预期潜在风险以及改进相应技术方面，有着重要的意义。我认为，对那些没有达到预期效果的患者，应常规实施硬膜外造影。这样能"解答"患者的疑问并充分准备，从而提高远期安全性及效果，提供有效的医学辩护，并且能满足学术上的研究需要。本书将临床试验提升到了临床实践合理化的范畴。后续研究应该像人体解剖一样，作为一种常规"措施"，揭示事故背后被忽视的机体结构、功能以及病理改变。

硬膜外造影技术尚未被充分利用，其通常用于那些极复杂的病例。科利尔医师在本书中阐述了一些常用的显影技术以及读片技巧。最早的硬膜外造影是由 Sicard 和 Forester 于 1926 年记录的，但新的显影技术已经彻底改变了原先硬膜外造影临床应用有限的印象，并将其发展为一项通过使用安全造影介质可进行重复操作的，并可剖析麻醉失败和并发症原因的影像技术。

我现在更加深刻地理解了影响麻醉及相关药物扩散的生理解剖结构，包括硬膜外、硬膜下与硬膜内的解剖及其相应腔隙，组织结构、划分、粘连、内容物与梗阻性隔膜等。现在，我们甚至有各种影像资料去印证它们。

我不仅欣赏科利尔医师高超的读片技巧，更重要的是，他提供了应对某些原因不明的硬膜外阻滞失败或并发症的新思路，这对初学者而言是至关重要的。

无论是准备从事产科麻醉还是硬膜外阻滞的初学者，抑或是有一定经验的"大师"，本书都值得精读，而不是泛泛而过。

Stephen Gatt

亚洲和大洋洲产科麻醉学会主席

悉尼威尔士亲王私立医院麻醉科和重症医学科主任

澳大利亚新南威尔士大学副教授

前　言

　　无论是产科麻醉、其他手术麻醉还是疼痛治疗，任何从事硬膜外阻滞的麻醉医师都可能偶尔经历过完全或部分硬膜外阻滞失败，甚至是某些无法解释的危及生命的并发症。对于每一位执业医师而言，有责任弄清这些失败或并发症的原因，而不仅仅是接受失败的事实，冷漠地冲患者耸耸肩，给患者一个没有说服力的借口。而且，因阻滞不满意或阻滞并发症而遭受额外疼痛或压力的患者往往会要求一个合理的解释，甚至有时还会诉诸法律途径。

　　硬膜外显影技术一般能解释阻滞失败或并发症的原因。即使是最基层的放射科室，只需简单、安全的造影剂，10分钟内便能完成一个X线成像。而通过该检查，医师或患者能获得绝大多数问题的合理解释。

　　我们成功实施了178例硬膜外造影，最初在皇家女子医院，之后在悉尼威尔士亲王私立医院。通过试验性研究，我们从成功实施硬膜外阻滞的部分患者身上采集了典型图像。我的麻醉科同事则慷慨地提供了一些阻滞不全或失败的病例。最初100例患者的研究结论被发表在《硬膜外造影图谱：硬膜外阻滞研究》(*An Atlas of Epidurograms: Epidural Blocks Investigated*)(1998)一书中。在接下来的13年里，我们又完成了额外78例产科病例的收集。本书包含整个研究过程中的重大发现，部分图像采用了早期的研究病例，但图像更加清晰。我们对硬膜外阻滞失败及其并发症的原因有了进一步的认识。最显著的发现是证明了硬膜下这一区域有相对独立的两个间隙，其中的一个间隙并不被麻醉医师所熟悉，现在我们把它定义为"硬膜内间隙"。有了这些发现，我们现在能很好地解释之前不典型阻滞带来的各种困扰。

　　轻度脊柱侧弯通常没有临床症状，同时也是产妇硬膜外阻滞效果不满意的主要原因，尤其是在当前低剂量麻醉盛行的情况下。我们收集到许多隐性脊柱裂患者的影像学资料，试图证明隐性脊柱裂与硬膜外阻滞失败或复杂性阻滞之间的关系。随着经验的增加以及病例收集数目的增多，我们确实发现了之前图像解读的一些错误，聪明的读者可能已经发现了《硬膜外造影图谱》一书中的问题。

　　本书详细介绍了硬膜外显影的技巧，主要是基于以下两个原因。首先，希望我们的研究结果能帮助到我们的同行，在他们遇到硬膜外阻滞失败或复杂性阻滞时，能开展自己的临床研究。其次，作为一本参考书，帮助读者更好地解读获得的影像学资料。遗憾的是,由于硬膜外造影还不是临床上的常规诊断措施,绝大多数放射科医师并不感兴趣,也不知道如何解读。所以之前的一些硬膜外影像报告并不可靠,甚至某些发表的文章亦是如此。因此,对于经常实施硬膜外阻滞的操作者,熟悉所有正常与异常的硬膜外造影图像十分必要。

Clive B. Collier

悉尼

致　谢

此研究已开展 30 余年,历经数代人的努力,缺少任何一人,都无法实现现有的成就。我要感谢参与研究的每一个人,尽管当中许多人已经更换工作单位或退休。是你们促使我完成该研究,也是你们让我拥有一段如此美妙的经历。非常感谢悉尼威尔士亲王私立医院的麻醉科主任 Stephen Gatt 副教授一直以来给予我的鼓励。同时,也要感谢各位同行给予我的帮助,尤其是 Alec Harris、Jan Lehm、Leo Lacy 和 Arthur Vartis。当然,还包括很多其他麻醉顾问及住院医师。

感谢 Peter Warren 医师的支持,使得早期的研究工作得以在皇家女子医院影像中心顺利进行。我们先是在悉尼帕丁顿,而后又转去了兰德威克。这里的放射科医师都非常热情,尤其是 Annette Collet,其总是不厌其烦地接受我的请求,并且总能用最简单的仪器拍摄出高质量的影像资料。后期的研究工作在威尔士亲王私立医院进行,首先要感谢威尔士亲王私立医院影像中心,然后要感谢澳大利亚影像诊疗中心及南部放射学中心。刚开展研究时, 威尔士亲王私立医院的前神经放射科 Enn Tohver 医师和悉尼 CT、MR 放射科 Michael Houang 医师作为我的导师,牺牲了大量个人时间,给了我许多帮助。此外,美国加州大学洛杉矶分校医学中心的 Nir Hoftman 医师对胸段硬膜外及硬膜下间隙颇有研究,提供了许多有价值的影像资料及建议。

在整个过程中,产科和妇科医师一直都非常配合,包括两家医院手术中心、产房及新生儿中心所有的护理人员和助产士。

感谢 Miguel Angel Reina 教授(西班牙马德里)多年的合作及给予的建议,并促成了我们合作完成出版物的发行。他慷慨地分享了自己收集的独一无二的大量电子显微镜照片与诊断图集。没有他的帮助,硬膜下与硬膜内间隙相关的工作将无法进行。同时还要感谢 Bruce Creevey(澳大利亚昆士兰)建立的硬膜外间隙与硬膜–蛛网膜交界模型, 这一模型使我们的一些发现更加直观, 从而获得了全世界的关注。得益于伦敦 Hodder Arnold 出版社 Francesca Naish 与 Jenny Wright 的支持, 本书的出版非常顺利, 整个过程高效并令人愉悦。

感谢在研究初始阶段 Smith 公司的 Portex(英国肯特郡),尤其是 Cedric Russel 所展现的浓厚兴趣,并十分友好地参与了合作。最后,感谢所有参与此研究的患者,很多患者刚生产完,便要躺在冰冷的 X 线检查床上,没有你们的无私奉献,这项研究将永远无法完成。谢谢各位女士!

目　录

第 1 章　引言:为什么要研究非典型硬膜外阻滞 ………………………………………… 1

第 2 章　硬膜外造影术 …………………………………………………………………… 7

第 3 章　典型硬膜外造影图像 …………………………………………………………… 10

第 4 章　复杂硬膜外阻滞 ………………………………………………………………… 27

第 5 章　硬膜下间隙与硬膜内间隙 ……………………………………………………… 43

第 6 章　硬膜外阻滞失败与导管位置异常 ……………………………………………… 76

第 7 章　硬膜外腔分隔导致的硬膜外阻滞失败 ………………………………………… 86

第 8 章　脊柱畸形与硬膜外阻滞 ………………………………………………………… 102

第 9 章　硬膜外导管评价:硬膜外造影图像的作用 …………………………………… 127

第 10 章　结论 …………………………………………………………………………… 137

索引 ……………………………………………………………………………………… 139

第 **1** 章

引言:为什么要研究非典型硬膜外阻滞

1.1 硬膜外造影术的历史

Sicard 和 Forester 在 1926 年提出了硬膜外造影术，这是一种使用碘油造影剂进行 X 线诊断的方法(图 1.1)，后来他们又发明了脊髓造影术[1]。早期,麻醉医师想找出造影剂在硬膜外间隙的物理扩散与被观察的神经阻滞程度的对应关系，但仅取得了有限的成功,这在很大程度上是因为使用了高黏稠度的造影剂。1940 年,Odom 将碘化油与普鲁卡因混合后应用于硬膜外间隙,他发现最开始的 X 线片显示仅有纵向的造影剂扩散，但在 15~30min 时，在硬膜外阻滞起效的同时,X 线片下出现了造影剂经过椎间孔的侧向扩散[2]。他得出结论,硬膜外起作用的部位在椎旁间隙的脊神经。运用类似的技术，直到 1954 年,Bromage 才证实在没有椎间孔扩散的情况下,仍然可以取得令人满意的阻滞效果[3]。

1959 年,Nishimura 等将混合利多卡因和放射性 I-131 的造影剂注射到硬膜外间隙,用闪烁计数器追踪造影剂的扩散,大部分向头侧扩散[4]。镇痛节段的出现与造影剂的扩散基本一致。1968 年,根据 4 例发生单侧阻滞患者的硬膜外造影,Shanks 报道了类似的发现,并得

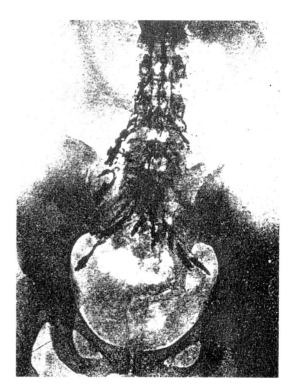

图 1.1 早期硬膜外造影图之一(1926 年),采用的是油性造影剂。胶片拍摄于注射后 1h。

出结论,不透光的染料,碘他拉葡胺(康锐)的扩散不一定能反映局部麻醉药的扩散以及相应的神经阻滞[5]。然而,Shanks 只用了很少量(3mL)的浓稠造影剂,不足以满意地显示出硬膜外扩散情况。近期一些关于硬膜外染料流动

1

的研究仍然是使用小容量的造影剂(3~5mL)，这样常导致不能准确探索临床常用剂量的局部麻醉药(10~20mL)在硬膜外间隙内的实际分布情况。

1973 年，Burn 等报道了 56 例患者的硬膜外造影图像结果，他们发现硬膜外溶液的容积和注射部位是影响药物分布的最重要相关因素[6]，与造影剂注射的速度，以及患者年龄、身高和体位基本无关。在同一年，第一代非离子型水溶性造影剂甲泛葡胺面世，在个别患者身上看到了硬膜外造影分布和神经阻滞程度之间的相关性。然而，即使在今天，依靠我们现有的造影剂，在分析硬膜外造影图像时，仍然无法总能对阻滞的节段分布做出可靠的预测。

1.2 患者选择

本书收集了 30 多年的数据，共对 173 例年龄在 17~81 岁的患者实施了 178 次胸腰段的硬膜外造影，包括 146 次产科、27 次妇科和 5 次普通外科的硬膜外造影(图 1.2)。本研究在开始前取得了伦理委员会的批准，并为前 90 例研究准备了书面知情同意书。之后，随着技术的完善，只要求口头同意即可。所有患者都愿意作为病例被记录下来，也有一些患者同意公布他们的临床照片，只有少数患者拒绝参加这项研究。大多数患者都想知道为什么他们的硬膜外麻醉"出现了问题"，并希望能就这种情况不会再次发生得到保证。只有 3 例碘过敏患者被认为不适合进行试验。

共有 46 例患者，其中包括 14 例产科患者，在取得了效果满意的硬膜外阻滞后被招募入组，从而使我们能够通过不同类型和规格的硬膜外导管，采集一系列正常的硬膜外造影图。另有 32 例产科患者阻滞后发生严重并发症，还有阻滞失败的情况发生。其余 100 例产科患者结果显示阻滞不完全。在这 132 例非典型阻滞病例中，几乎所有硬膜外造影都清晰反映了潜在问题的性质和程度，提高了我们对于硬膜外、硬膜下和硬膜内注射后扩散的认识。大多数异常的产科阻滞（78 例）发生于待产时，其余的(54 例)出现在剖宫产，包括择期和急诊病例。

产科人群是一类非常有研究价值的群体，因为产科阻滞失败和并发症的发生率远高于其他领域。这可能主要是由足月妊娠产妇硬膜外间隙静脉充血引起的，但激素似乎也起了一定作用[7]。此外，更重要的是，相比接受一般的外科手术，尽管同样接受硬膜外阻滞，此时患者通常处于睡眠或镇静状态，而产科患者通常是清醒的，尤其是在剖宫产中，因此硬膜外阻滞的质量效果会受到更严格的检验。在我们教学医院，产房多达 7% 的患者在硬膜外首剂量给药后被归为效果不满意，虽然这一数字在调整硬膜外导管位置和加量后下降到约 2%。对这一小部分阻滞持续不理想的患者，在可能的情况下，我们进行了硬膜外造影研究。

1.3 阻滞失败的管理

通过所有的调整，如改变患者体位、退出

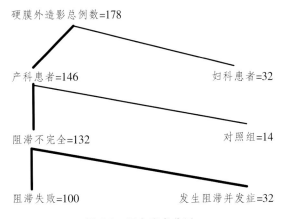

硬膜外造影总例数=178

产科患者=146　　　　　　　妇科患者=32

阻滞不完全=132　　　　　　对照组=14

阻滞失败=100　　　　发生阻滞并发症=32

图 1.2　研究患者分层。

硬膜外导管 1~2cm、另外再给予额外的局部麻醉药，都无法改善阻滞效果时，我们的常规临床方案是撤出第一次的硬膜外导管，然后再重新穿刺置管，通常是在邻近间隙，偶尔我们也会用蛛网膜下隙阻滞。但在开始本研究后，我们要求同事将第一次的导管保留在原位，作为后续研究使用。这种做法没有任何问题，尽管人们会担心第二根硬膜外针可能会损伤第一根导管，或两个硬膜外导管可能会打结。

在发生单侧阻滞后，我们会发现两根导管的尖端常由于隔膜的存在或其他原因被放置到了同一侧，但偶尔两根导管的尖端恰好位于隔膜的两侧，在两根导管分别注药后取得了满意的阻滞效果。在这种情况下，两根导管对于充分阻滞是必需的，而不仅是为了诊断目的。

1.4 硬膜外造影的适应证

椎管内阻滞后进行硬膜外造影有 5 个主要适应证：

(1)诊断非典型性阻滞。
(2)证实导管尖端位置。
(3)明确硬膜外粘连。
(4)评估硬膜外导管的设计和功能。
(5)进行阻滞效果研究的科研调查。

放射科医师在他们的日常工作中不需要硬膜外造影，而且早在 1987 年的教科书上就写到，硬膜外造影是一种"不再被提倡用于神经放射学诊断"的技术[8]，但对于那些研究硬膜外阻滞扩散的人来说，这是一个非常有用的工具。然而，由于现在大多数放射科医师对硬膜外造影毫无经验，他们所出的报告结果也未必可靠，甚至某些错误的报告也被刊出。

1.4.1 诊断非典型性阻滞

硬膜外造影虽然也有其他作用，但本书的主要目的是强调使用其来诊断硬膜外阻滞并

发症或失败。可通过该方法，诊断以下硬膜外麻醉的并发症：①高位硬膜外阻滞；②意外的蛛网膜下隙阻滞；③硬膜下阻滞和④硬膜内阻滞。血管内注射可能会很难被证明。这些复杂的阻滞可能单独出现，仅涉及一个腔室，也可能涉及多个腔室联合出现，临床中很难诊断。表 1.1 显示了这些并发症在 32 例产科患者中的发生率。

血管内注射很难被证明。表 1.2 列出了我们发现的阻滞失败的多种原因。它们通常与导管尖端错位和有无解剖异常有关，后续章节会讨论。解剖异常包括隔膜阻碍、骨畸形和纤维粘连。

1.4.2 证实导管尖端的位置

确认导管尖端的准确位置在一些情况下很重要。虽然使用不透射线的导管也许可以避免造影剂的使用，有些不透射线的导管比标准

表 1.1　32 例产科患者硬膜外阻滞并发症分类

阻滞	n	百分比(%)
高位硬膜外阻滞(超过 T2)	13	41
硬膜内阻滞	10	31
蛛网膜下隙阻滞	5	16
硬膜下阻滞	3	9
血管内注射	1	3

表 1.2　100 例产科患者阻滞失败的原因分析

失败原因	n
隔膜(纵向或横向)	51
脊柱侧弯	23
经椎间孔侧漏	13
局部麻醉药的逆向扩散	4
导管脱落	4
导管尖端置于一侧	2
椎旁置管	1
导管本身质量问题	1
椎板切除术后粘连	1

导管的柔韧性差且更容易破裂，从而降低了它们的实用性[9]。

对于某些外科患者，包括新生儿，我们一直都主张术前硬膜外造影确认导管位置[10]。有些临床医师甚至在重大手术的前一天就放置导管[11]。当硬膜外导管效果欠佳，尤其是其他形式的替代镇痛方法又不适用时，术后硬膜外造影可以用来提示导管尖端的位置。我们利用硬膜外造影证实了两例患者的导管位置，这两例产后患者都是在硬膜外注射后短时间内穿刺部位有大量清亮液体流出。一个正常的硬膜外造影结果能让大家相信这不是脑脊液或硬膜外液体漏出，而只是患者平躺后组织水肿液溢出，因此可以继续硬膜外输注。

证实导管尖端位置和导管开口通畅性对于慢性疼痛的管理有很大价值。初期，在导管置入后，我们也许需要硬膜外造影来确认导管尖端位置。后期，如果阻滞失败，再次硬膜外造影也许能揭示潜在的问题，如导管移位或尖端纤维化。

1.4.3 明确硬膜外粘连

选择性的硬膜外造影可用于显示慢性疼痛的患者体内存在纤维粘连，特别是在椎间盘疾病和脊柱外科手术之后，Racz 及其同事[12]对此进行了很好的描述。在明确粘连的性质和范围后，可以进行硬膜外溶解治疗。早期，硬膜外导管通常是通过骶管裂孔而非腰椎间隙置入，但随着更细、更灵活的导管出现，经皮腰椎入路似乎更有效[13]。

1.4.4 评估硬膜外导管的设计和功能

我们用硬膜外造影来研究导管尖端置入后的方向，以及硬膜外造影剂的流动模式，作为面向市场推广前新的不同材质硬膜外导管评估内容的一部分，并可确认这些导管的开口位置和型号。有两种特殊的设计令人不满意，

最终放弃生产。妊娠期女性硬膜外静脉扩张充盈，会阻碍硬膜外液的扩散，因此新的导管应在足月妊娠和非妊娠患者中分别进行测试。

1.4.5 进行阻滞效果研究的科研调查

硬膜外相关服务的质控调查可能对于了解为什么没有出现预期的阻滞效果会极有帮助，而进行阻滞效果研究应有助于提高相关操作的效率和安全性。当阻滞失败或出现并发症的原因争论不一时，硬膜外造影结果可能有助于医学法律判断。

1.5 硬膜外造影的争议

有许多反对者质疑硬膜外造影的安全性和实用性，但他们的论据大部分都可以被有力否定。例如，有人认为这种技术存在潜在的危险，如肌肉痉挛和癫痫[14]。但这些观念都是过时的，因为这与早期采用的已被废弃使用的油性造影剂（如碘苯基十一酸乙酯）误入蛛网膜下隙有关。目前的造影剂非常安全，排除碘过敏患者，即使在蛛网膜下隙注射大剂量造影剂，副作用的发生率也很低。

还有人认为，大多数情况下硬膜外造影都是回顾性研究，对于患者没有治疗意义。但这一点不适用于产妇，某些产妇在分娩或剖宫产中经历了不完全阻滞，痛苦难堪，而她们希望能确保下一次分娩得到充分的镇痛阻滞效果。如果影像学提示是解剖因素造成阻滞失败，通常在这种情况下，我们可以预先告知患者，并为下一次分娩选择可替代的硬膜外或蛛网膜下隙方法。

此外，Wedel 质疑硬膜外造影存在潜在风险，如硬膜下脓肿、脑膜炎和马尾综合征。他认为这些情况可能发生于不恰当的长时间（如过夜或持续等待放射科医师）导管错位（如硬膜外导管置入蛛网膜下隙）时[15]。这些

质疑过于夸张且毫无根据，针对硬膜外导管可疑置入蛛网膜下隙的病例，强调要在早期数小时内（而非长时间延迟后）开始造影研究似乎显得谨慎，但在预防硬膜穿破后头痛时，本身会建议将误置入蛛网膜下隙的导管保留长达24h[16]。不出意外的话，在硬膜外造影中发现导管意外置入蛛网膜下隙的情况相对少见，因为随着脑脊液（CSF）的回抽，通常（虽然并不总是）可直接做出明确的临床诊断，虽然多间隙阻滞可能被忽略。

针对阻滞后硬膜外造影，一个比较有力的反对观念是认为在调查研究前，有问题的硬膜外导管可能已经被替换或发生了移位，从而产生不可靠的结果。在实践中，似乎没有出现过这样的问题，除非偶尔在注射造影剂之前，硬膜外导管已经意外地完全脱出或退出到皮下组织。充分固定导管及患者动作轻柔对于避免这一问题应该有帮助。同时我们持续观察到一个现象，如果硬膜外导管内的液体流动受阻，导管内的压力会导致液体漏出到导管周围以及回流至皮肤。这会让液体渗透到周围的敷料和固定物中，可能造成导管脱出。

最后，有部分学者声称可以很确定地单纯依据临床表现诊断硬膜外并发症或失败原因，而不用依靠 X 线片。尽管有时见刊于文献，但这种理念常引发误解[17,18]。例如，在最近几年出现的未经证实的"非典型意外蛛网膜下隙阻滞"的许多错误报告中都有例子。所提供的临床描述经常与那些影像学证实的硬膜下隙阻滞相符，而不是所谓的蛛网膜下隙阻滞。

1.6 X 线片、CT 还是 MRI 硬膜外造影

本书中的早期工作都是在一家独立的产科医院进行的，没有 CT 或 MRI 设备。大部分患者不愿意奔波到另外一家医院去做扫描，所以只有 3 例患者进行了 CT 检查，2 名志愿者做了 MRI。N.Hoftman 医师（加州大学洛杉矶分校医学中心）很友好地对这 3 例患者进行了高质量的 CT 检查。而相对简单的 X 线片满足了我们简单、快速、经济的诊断要求，同时在大部分病例中提供了高质量的结果。使用简单的放射造影方法进行脊柱相关区域扫描可以清楚地显示两个层面，而非多层面的造影结果，更详细的 CT 断层扫描可能对麻醉医师解读结果带来一定难度。

如果可以进行影像学检查，对于麻醉医师也是极大的优势，我们可以亲自注射造影剂，观察实时流动，感受任何可能的注射阻力，并注意患者是否有任何不适症状。CT 对于复杂多间隙阻滞（如硬膜外/硬膜下或硬膜内/蛛网膜下隙阻滞）病例的研究有很大帮助，因为这些间隙在 X 线片下很难区别。然而，对于使用硬膜外造影的日常研究，CT 检查没有太大必要，相反费用高、辐射大。

在硬膜外间隙的研究中，MRI 的作用尚待确定，尽管在文献中出现了越来越多有趣的报道[19-22]（第 3 章纳入了一些扫描的片子）。MRI 相比其他诊断技术的一个优点是，它是非侵入性的，并不总是需要注射造影剂来显示硬膜外间隙。硬膜外脂肪和相关血管会产生自己的图像，大多数类型的硬膜外导管可以在无造影剂的情况下清晰显示[23]。

1.7 结论

我们相信，对于每一位进行硬膜外阻滞操作的临床医师而言，硬膜外造影都有其实际应用价值，可用于解释偶尔发生的异常结果，改善技术，提高大家的知识水平，同时也有助于提高患者满意度及减少并发症。硬膜外造影能

帮助我们发现阻滞失败的主要原因，并增加我们对并发症的认知，特别是那些涉及硬膜下和硬膜内间隙的阻滞并发症。

（林娅凡 译 赵娜 校）

参考文献

1 Sicard JA, Forestier J (1926) Roentgenologic exploration of the central nervous system with iodized oil (lipiodol). *Archives of Neurology and Psychiatry*; 16:420–434.

2 Odom CB (1940) Epidural anaesthesia in resume and prospect. *Anesthesia and Analgesia*; 19:106–112.

3 Bromage PR (1954) *Spinal Epidural Analgesia*. E & S Livingstone, Edinburgh, pp 75–83.

4 Nishimura N, Kitahara K, Kusakabe T (1959) The spread of lidocaine and I-131 solution in the epidural space. *Anesthesiology*; 20:785–788.

5 Shanks CA (1968) Four cases of unilateral epidural analgesia. *British Journal of Anaesthesia*; 40:999–1002.

6 Burn GM, Guyer PB, Langdon L (1973) The spread of solutions injected into the epidural space. A study of epidurograms in patients with the lumbosciatic syndrome. *British Journal of Anaesthesia*; 45:338–344.

7 Go KG, Blankenstein MA, Vroom TM *et al.* (1997) Progesterone receptors in arachnoid cysts. An immunocytochemical study in 2 cases. *Acta Neurochirurgica*; 139:349–354.

8 Kendall BE (1987) Neuroradiology of the spine. In, *A Textbook of Radiology and Imaging*; editor Sutton D. Churchill Livingstone, London pp 1484–1486.

9 Hutchison GL (1987) The severance of epidural catheters. *Anaesthesia*; 42:182–185.

10 van Niekerk J, Bax-Vermeire BMJ, Geurts JWM, Kramer PPG (1990) Epidurography in premature infants. *Anaesthesia*; 45:722–725.

11 Seeling W, Tomczak R, Merk J, Mrakovcić N (1995) Comparison of conventional and computed tomographic epidurography with contrast medium using thoracic epidural catheters. *Anaesthetist*; 44:24–36.

12 Racz JB, Heavner JE, Diede JH (1996) Lysis of epidural adhesions utilizing the epidural approach. In, *Interventional Pain Management*; editors, Waldman SD, Winnie AP. WB Saunders, Philadelphia, pp 339–351.

13 Manchikanti L, Singh V, Cash KA, Pampati V, Datta S (2009) A comparative effectiveness evaluation of percutaneous adhesiolysis and epidural steroid injections in managing lumbar post surgery syndrome: a randomized, equivalence controlled trial. *Pain Physician*; 6:E355–368.

14 Bell GT, Taylor JC (1994) Subdural block, further points. *Anaesthesia*; 49:794–795.

15 Wedel DJ (1993) Complications of regional and local anaesthesia. *Current Opinion in Anaesthesiology*; 6:830–834.

16 Dennehy KC, Rosaeg OP (1998) Intrathecal catheter insertion during labour reduces the risk of post-dural puncture headache. *Canadian Journal of Anaesthesia*; 45:42–45.

17 Harrington BE, Schmitt AM (2009) Meningeal (postdural) puncture headache, unintentional dural puncture, and the epidural blood patch: a national survey of United States practice. *Regional Anesthesia and Pain Medicine*; 34:430–437.

18 Parke TJ (1995) Variable presentation of subdural block. *Anaesthesia*; 50:177.

19 Foster PN, Stickle BR, Griffiths JO (1995) Variable presentation of subdural block. *Anaesthesia*; 50:178.

20 Westbrook JL, Renowden SA, Carrie LES (1993) Study of the extradural region using magnetic resonance imaging. *British Journal of Anaesthesia*; 71:495–498.

21 Hirabayashi JL, Shimizu R, Fukuda H, Saitoh K, Igarashi T (1996) Soft tissue anatomy within the vertebral canal in pregnant women. *British Journal of Anaesthesia*; 77:153–156.

22 Capogna G, Celleno D, Simonetti C *et al.* (1997) Anatomy of the lumbar epidural region using magnetic resonance imaging: a study of dimensions and a comparison of two postures. *International Journal of Obstetric Anesthesia*; 6:97–100.

23 Ralph CJ, Williams MP (1996) Subdural or epidural? Confirmation with magnetic resonance imaging. *Anaesthesia*; 51:175–177.

第 **2** 章

硬膜外造影术

硬膜外造影安全、简便、价格便宜且耗时少，一般在 5~10min 内即可完成，对患者创伤轻微。

2.1 术前准备

在开始操作前，应详细向患者说明整个过程且取得患者知情同意。应告知患者偶然会发生水溶性造影剂被意外注射进入血管内或蛛网膜下隙内，有可能发生致命反应，尽管发生概率极低。这主要是由于产生了过敏性、特异性及化学性反应。目前造影剂注射进入硬膜外、硬膜下、硬膜内或蛛网膜下隙，或注射入静脉，似乎并未发生任何并发症，对碘过敏（和甲状腺功能亢进）的患者禁止做此项操作，特异性体质患者应谨慎对待。复苏所需的药物、设备及工作人员都应准备就绪。造影剂通过导管注射进入体内通常是没有痛苦的，但少数患者的后背或腿部会有短暂的轻微不适感。在硬膜下或硬膜内注射造影剂时可能会有显著疼痛，如果发生这种情况，应停止注射，至少是暂时停止。

在注射造影剂前，应通过硬膜外导管回抽确认无血液和 CSF，回抽之前应取掉过滤器（如果有的话）。这样操作也许可以鉴别硬膜外导管误入蛛网膜下隙，尽管这不是一个可靠的测试。通常少量的造影剂即可确认导管在血管

或鞘内的位置，但硬膜外间隙使用更大剂量的造影剂也不必引起过度担心，这样的剂量在放射学实践中是一个常规剂量。放射科医师鞘内注射造影剂后所报道的大多数并发症似乎来自硬脊膜穿刺本身，而非造影剂。少数患者可能会由于担心操作中的低剂量辐射而不愿意签署知情同意，但大多数患者是可以接受的。

一个令人有所顾虑的问题是哺乳期女性使用造影剂后，造影剂有可能通过乳汁分泌进入婴儿体内。大多数制造商不建议哺乳期女性使用造影剂，除非有其他食物代替母乳。但 Nielsen 等发现只有极少量的甲泛影酸和碘海醇会从血浆缓慢分泌到乳汁中[1]。这点几乎是使用所有高分子量、低脂溶性造影剂的一个共性，且对新生儿似乎并无风险。

我们应向患者强调硬膜外造影研究的价值和意义，一方面在于这些患者将来会有再次接受硬膜外阻滞的可能，另一方面在于对于整体人群认知的贡献。采用这种方式，我们发现仅有非常少的患者拒绝接受硬膜外造影，而大多数人对于能看见自己以前未知的一部分身体情况感到欣然接受。

2.2 时机

如前所述，硬膜外造影应在术后或产后方便时及早进行。针对剖宫产后的患者，硬膜外

造影常在产妇能下床走动时才开始进行，故经常被延误几个小时。硬膜外间隙近期注射的溶液会轻微影响硬膜外造影的效果，来源于这些药液会对某些造影剂(如下一章，图3.7)产生干扰，但在等待硬膜外造影期间，仍然可能会给患者硬膜外间隙单次追加或持续输注局部麻醉药或阿片类药物来缓解疼痛。硬膜外造影术后残余的造影剂不会影响硬膜外单次或持续输注给药的镇痛效果。

2.3 设备

在放射科进行硬膜外造影可得到高质量的效果，但当患者移动不便或不适宜活动以及只需要定位导管尖端位置时，便携式X光机在床旁也可获得满意的效果。

即使设备简便的放射科也足以开展硬膜外造影，因为一些基本的研究只需要拍摄胸腰段的正位片和侧位片。用录像带、光盘或DVD记录动态透视结果，可以提供更加详细的信息，且方便以后再次观看研究。但大部分病例的改变是明显的，并不都需要进行动态观察记录，通过标准的X线片即可清晰识别。然而，对于阻塞性分隔或多腔室阻滞时，普通静止的胶片并不能发现，只有在动态图像中才能观察到。

在放射科，我们采用放射床，通常是先采用仰卧位，然后采用左侧卧位，偶尔会采用斜位，每个位置曝光1~2次。在C臂图像增强器可以应用时其通常被作为首选，因为术后患者在体位变动时通常是痛苦的，而采用C臂机可避免挪动患者。在进行拍摄时，医师应采取一些保护性措施，包括穿铅衣、戴颈套、护目镜以及含铅手套，尽管戴手套可能变得笨拙，不利于注射造影剂。

患者暴露于辐射中的风险很难估计，但在现代低剂量脉冲透视的情况下，这种辐射似乎是极小的。单次照射的辐射剂量大约是0.01mSv，这比一天内自然发生的背景辐射要少[2]。如果接受3次照射，辐射剂量预计<0.05mSv[2]。

2.4 造影剂

造影剂注射到硬膜外间隙通常是安全的，偶尔注射到静脉或蛛网膜下隙也是安全的。我们一开始使用甲泛葡胺(阿米培克)作为造影剂，但三碘化非离子型水溶性造影剂碘海醇(欧乃派克)应用效果更好。后者随后又被碘曲仑(依索显)和当下使用的碘帕醇所取代。2006年9月，美国新泽西州普林斯顿的博莱科有限公司(Bracco Diagnostics Inc，Princeton，NJ，USA)在生产的碘帕醇包装袋上标注，碘帕醇可用于蛛网膜下隙注射[3]，该观点获得MIMS最新版本的支持(澳大利亚，2009年)[4]，尽管美国食品和药物管理局(FDA)在2007年3月声明碘帕醇不能用于蛛网膜下隙[5]。另一方面，博莱科公司仍然推荐碘帕醇-M注射液用于蛛网膜下隙，其含碘量为200mg/mL或300mg/mL，尽管这些制剂与标准的碘帕醇注射液似乎含有相同的成分[6]。

高浓度300mg/mL的碘帕醇比我们初始使用的240mg/mL制剂在硬膜外间隙能产生更清楚的显像，因此成为常规使用首选。储存造影剂的瓶子应被保存在温度较高的柜子里，以降低造影剂在注射前的黏度。

刚开始我们根据患者体型决定造影剂剂量，常规为10~13mL，因为我们希望比较造影剂在不同个体硬膜外间隙的充盈范围。然而，在后面病例的扫描中，我们发现注射剂量取决于造影剂在腔隙中的充盈程度，偶尔为了更好的效果，造影剂剂量可能达到20mL。造影剂通常在1~3min内注射完毕，此时患者处于仰卧位且需去掉硬膜外导管过滤器,因为过滤器在造影剂注射时会造成相当大的阻力。如果患者感到任何不适或疼痛,应停止注射或至少暂时停止注射。

2.5 不良反应

在我们的 178 例操作中没有因为造影剂注射导致严重不良反应。有 10 例患者主诉在注射过程中有短暂性疼痛。第 1 例出现主诉的患者在注射造影剂时出现双侧大腿前部(L3)的中度不适,造影提示进入蛛网膜下隙。第 2 例患者在硬膜外间隙注射造影剂时出现了后背轻度烧灼感。5 例发生硬膜内注射的患者主诉后背和腿部有一过性疼痛。

在 10 例患者主诉不适与疼痛时,均停止注射造影剂,直到症状减弱或消失后重新开始缓慢注射。最后有 6 例患者效果满意,但其余 4 例患者再次发生疼痛(其中 3 例患者为硬膜内注射),而后放弃造影且未出现任何后遗症。此外,没有其他不良反应发生。

2.6 结果

我们会向患者展示其造影的 X 线片、录像带、光盘和 DVD 结果,并进行讨论。当向患者展示或解释其造影结果时,大部分患者相当感兴趣。任何异常结果都会被详细描述,同时针对将来再次需要硬膜外阻滞时如何管理这种情况给予建议,这些内容都被记录在信件中,然后发送给患者及其主治医师,同时在医院病历中存档复印件。这些造影的 X 线片结果也为科室并发症和质控会议的讨论提供了有用信息。在前后位、侧位以及斜位照射的基础上,美国加利福尼亚州圣拉斐尔市的欧特克公司(Autodesk Inc., San Rafeal, CA, USA)使用 3DS Max 软件重建了一些硬膜外间隙造影的三维模型。

(白云波 译　赵娜 校)

参考文献

1 Nielsen ST, Matheson I, Rasmussen JN *et al.* (1987) Excretion of iohexol and metrizoate in human breast milk. *Acta Radiologica Scandinavica*; 5:523–526.

2 Taenzer AH, Clark CV, Kovarik WD (2010) Experience with 724 epidurograms for epidural catheter placement in pediatric anesthesia. *Regional Anesthesia and Pain Medicine*; 35:432–435.

3 Bracco Diagnostics Inc. (2006) *Product Information: Isovue* (Package Insert, revised 28 September 2006). Bracco Diagnostics Inc., Princeton, NJ, USA.

4 MIMS (2009) *MIMS (Australia) Annual.* UBM Medica Pty Ltd, St Leonards.

5 FDA (2007) *Isovue – Iopamidol injection* (Revised March 2007), official PDF. FDA, Silver Spring, MD, USA. Available at: at http://www.fda.gov (accessed 10/6/2011).

6 Bracco Diagnostics Inc. (2001) *Isovue-M Material Safety Data Sheet.* Bracco Diagnostics Inc., Princeton, NJ, USA.

第 3 章

典型硬膜外造影图像

根据 46 例(妇科患者 32 例,产妇 14 例)取得满意硬膜外阻滞效果受试者的硬膜外造影结果,我们总结出"典型的"硬膜外造影图像。由于硬膜外导管的规格、设计特点以及患者年龄的不同,造影结果存在很大差异,并且在老年患者中经常有一些独特的表现,但仍有一些典型的成像特征是显而易见的。

我们拿到了青年和中年患者硬膜外造影的典型图像,研究中采用的是一种稍有硬度、尖端封闭的 17G 尼龙导管(Protex Ltd, Ashford, Kent, UK),此导管分别在距尖端 8mm、12mm 和 16mm 处共有 3 个侧孔,后面将进一步描述。置入导管的操作者为各级别麻醉医师,导管留置深度为 3~6cm,大多数病例采用注入空气阻力消失法来判断是否到达硬膜外间隙,少部分病例采用注入盐水时的阻力消失来判断(个别病例采用局部麻醉药来代替盐水)。X 线片下可清楚见到导管尖端,此路径被标记为红色。如果还有另一条导管路径存在,则被标记为蓝色。绝大多数导管都是沿着 Tuohy 针开口的斜面向上向头侧置入。

3.1 满意的阻滞状态下呈现的硬膜外间隙影像

3.1.1 正位(AP)像

在正位像上(图 3.1a),注入 10~13mL 造影剂可产生经典的"圣诞树"征,"树干"延伸 8~9 个脊椎节段,其中通常 6~7 个节段经导管尖端向头侧扩散,1~2 个节段向尾侧扩散。在展示的范例中(图 3.1a),造影剂扩散覆盖了 13 个节段,并据此创建三维模型(图 3.1b)。而另一例患者体内的造影剂扩散了 12 个节段(图 3.2a)。这两个病例中,造影剂均到达 T4 平面,但在注入 0.25% 布比卡因 20mL 后,这两例患者的感觉阻滞平面都未超过 T9。

造影剂在硬膜外间隙的两侧比中间更密集,形成了"树干"特征。造影剂侧柱的宽度并不一致,通常在椎间盘水平较宽,在椎弓根水平较窄。造影剂扩散至脊神经周围,通过椎间孔向两侧扩散不同的距离,形成了"树杈"。胸神经下段和腰神经上段的硬膜外间隙直径较大,反映了潜在的脊髓腰膨大的存在,脊神经从蛛网膜下隙穿出时弯曲而向下倾斜(图 3.1a)。胸椎上段的脊髓较窄,纤细的脊神经几乎横向从脊髓发出,因此造影剂在这一节段扩散并不明显且扩散方向与脊髓呈 90° 夹角(图 3.2b)。腰椎下段和骶神经几乎垂直向下从脊髓发出,造影剂的扩散也反映了这一特点(图 3.3 和图 3.4)。

3.1.2 经椎间孔渗出的造影剂

通常,造影剂的核心部分大多数都浓集于椎体水平,一部分造影剂在这一水平从椎间孔渗出,如果注射恰当剂量的硬膜外麻醉药,造

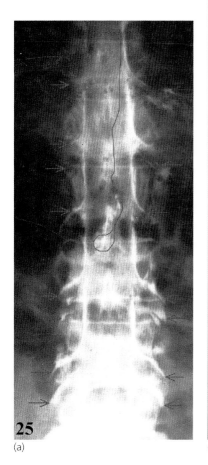

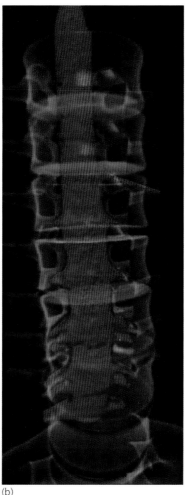

图 3.1　　(a)T11–L5 节段典型的正位(前后位)硬膜外造影所形成的"圣诞树"征。红色箭头所示的是造影剂在数个椎体平面从椎间孔渗出所形成的图像，有的只能看到一层轮廓，有的可以看到双重轮廓，本例中 T12–L1 左侧椎间孔可以看到造影剂的大量渗出。(b) 同一患者的硬膜外间隙三维模型，正位像，"造影剂"从 T12–L1 左侧椎间孔渗出非常显著。

影剂有渗出的位置与该节段产生完善的阻滞效果有很好的相关性。

　　造影剂的渗出(或"溢出")通常是双侧对称的，但有时在某个特定的脊神经或成对的脊神经水平上也会出现造影剂主要偏向一侧扩散的情形。如图 3.1，造影剂在 T12–L1 水平主要从左侧椎间孔渗出，图 3.3 显示在 L3–L4 水平主要从右侧椎间孔渗出。在本次的病例系列报道中，偶尔可以看到造影剂通过骶孔渗出(图 3.4)，尽管其他研究者报道这是常见现象[1]。

　　从椎间孔渗出的造影剂通常顺着椎管内液体流动的方向分布，和预期一致，在上胸段位置造影剂横向扩散，下胸段和上腰段斜行向下，下腰段和骶部几乎垂直向下，在一些老年患者中偶尔可以看到造影剂向头侧扩散(如图 3.10a)。

3.1.3 空气气泡

　　Hogan 在对他研究的 20 例患者进行 CT 扫描后指出，硬膜外间隙中存在气泡，这一影像特征在硬膜外造影中相当恒定 (图 3.3)，并且认为，这些气泡要么来自硬膜外穿刺进行无阻力试验时黄韧带穿破吸入的空气，要么是输

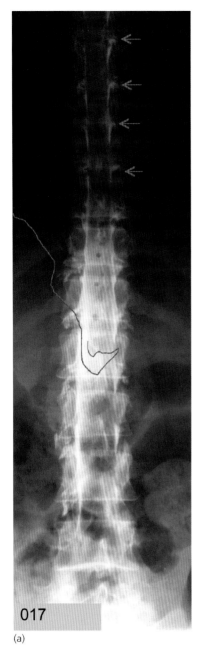

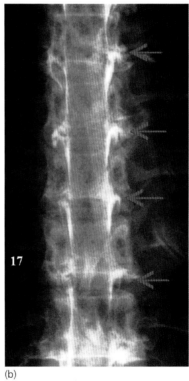

图3.2 (a)T5-L4节段典型的正位(前后位)硬膜外造影所形成的"圣诞树"征,大多数平面都有造影剂从椎间孔渗出,箭头所示是T6-T9左侧胸椎椎间孔造影剂的渗出。(b)同一患者正位像的细节放大图,突出显示了造影剂在胸段的扩散,箭头所示为T6-T9左侧脊神经。

液管道和注射器中偶尔含有的空气进入了硬膜外间隙。反复硬膜外穿刺会使硬膜外间隙气泡聚集增加(如图7.7a),但我们并不认为大量的气泡是导致神经阻滞失败的首要原因,这一点与其他研究者的描述相同[2-4]。

3.1.4 侧位像

从侧位像上看,造影剂可形成前后两侧的柱状显影,前侧(椎管前侧或腹侧)和后侧(椎管后侧或背侧),通常是其标准特征(图3.5和

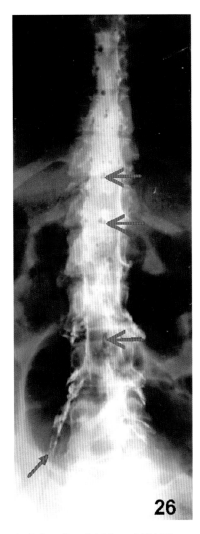

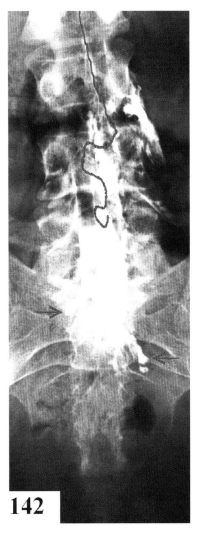

图 3.3 相当典型的正位图像：造影剂从 L3–L4 右侧椎间孔渗出（下方箭头）。硬膜外间隙造影剂内部出现多个小气泡（上方箭头）。

图 3.4 正位像。L4–L5 硬膜外间隙置管后，造影剂从 L3 向下扩散，伴随造影剂从左侧 S2 和右侧 S1 椎间孔渗出（箭头）。

图 3.6）。前侧显影位于硬膜囊和椎管前壁之间，密度通常比后侧大。各个位置前侧显影的宽度可能不尽相同，如椎间盘后的显影较窄，椎体中心后方就会增宽。不同患者硬膜外间隙内的脂肪和结缔组织的厚度不同（甚至同一患者所用的造影剂剂量也不尽相同），所以椎体后方前后两侧显影柱之间的距离不能作为鉴别硬膜外间隙和硬膜下隙的诊断标准。胸椎中段

水平是否存在硬膜外前间隙尚有争议，人们普遍认为在这一区域，硬脊膜与后纵韧带融合[5]，但 Hogan 认为这类融合只是间断存在[6]。在我们所进行的研究中，偶尔可以看到上胸段脊髓前间隙有造影剂填充，但非常少见。

后侧显影柱往往比前侧的更宽，两者之间有一个不透射线的中间地带，造影显示神经根、血管和结缔组织围绕在椎间孔周围（图

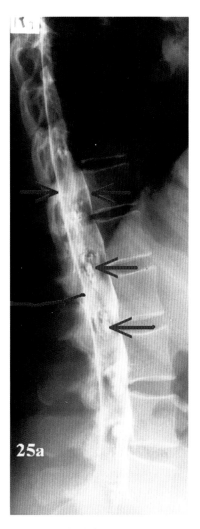

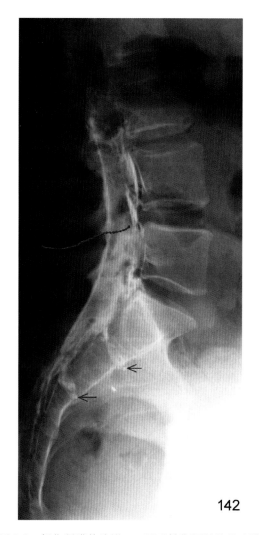

图 3.5　硬膜外造影侧位像:T8–L5 之间造影剂的典型分布。红色箭头所示为硬膜外造影剂形成的前侧柱和后侧柱,蓝色箭头所示为 L1–L2 和 L2–L3 椎间孔(与图 3.1 为同一例患者)。

图 3.6　侧位硬膜外造影:L3 以下低位腰骶段的造影剂分布。箭头所示为造影剂从 S1 和 S2 的骶孔渗出(与图 3.4 为同一例患者)。

3.5,蓝色箭头)。通常后侧比前侧更多地向头侧延伸,在某些情况下,尤其是脊柱后凸的老年患者中,这一差异可能更为显著,如图3.11b所示,造影剂后侧显影柱延伸至T4,而前侧仅到T10。本研究中所有侧位片均取于患者左侧位。

3.1.5 先前硬膜外间隙注射药物的影响

　　在注射造影剂之前,硬膜外间隙先前所注

射的药物可能会改变造影剂所形成的图像。正如前面提到的,预先单次注射或持续输注的局部麻醉药或阿片类药物可与造影剂形成模糊的、絮状的分界线(图3.7,箭头),但最终图像的解释几乎没有受到影响,正如本图例中仍可以推测由于中隔的存在导致造影剂沿右侧单侧扩散。如下文所述,意外穿破硬脊膜导致的 CSF 大量外漏进入硬膜外间隙可能会阻碍造影剂的流动(见图4.8 和图4.9)。

3.2 动态透视结果

向腰段硬膜外间隙注射造影剂后,在正位像上可以看到前述图像逐渐展开且越来越清晰。通过观察一系列静态图像,可以形成一些实时图像的概念。造影剂的扩散通常有两种方式,出现哪一种很大程度上取决于导管尖端的位置、导管类型以及是否存在阻塞性隔膜或硬膜外间隙的骨性结构异常(见后)。最常见的初始扩散状态是造影剂的旁侧扩散,通常为双侧。较少见的是造影剂聚集在中心部位作为第一特征。接下来会分别举例说明。

3.2.1 造影剂的旁侧扩散

最常见的显影模式如图 3.8a~c 所示,每张图片间隔>20s 并追加 3~4mL 造影剂。观察到的显著特征是造影剂(红色箭头)早期(15s 之内)沿两侧填充扩散,左侧向上到达 T8,右侧到达 T12(图 3.8a)。仅 40s 后中心部位的造影剂开始显现(图 3.8b),伴随椎间孔渗出(蓝色箭头)。60s 之后造影剂逐渐增厚聚集 (图 3.8c),同时可在相应的图片上越来越清楚地看到随着造影剂从 T7 扩散至 L5,椎间孔的渗出增多(图 3.8d)。该病例临床分娩镇痛效果良好,产钳助产时骶管阻滞效果欠佳,尽管造影剂扩散平面十分广泛。

在本例中,造影剂沿左侧和右侧的侧方扩散是相似的。当导管尖端的置入偏离正中,或有中隔阻碍液体流动时,单侧扩散或经由某一侧优先扩散的情况更为常见。

3.2.2 造影剂的中心部位聚集

现在介绍另一种比较常见的造影剂扩散模式,该病例导管尖端位于 L4-L5 中线附近。注射 20s 后,造影剂在中心部位形成狭窄紧密的聚合体,并快速向头侧扩散,而向尾侧的流动缓慢而少量(图 3.9a),同时可以看到左侧 L4-L5 神经对应的椎间孔处有渗出 (蓝色箭头)。继续注射造影剂至 30s 时,造影剂中心部分增厚且向上扩散至 L3,并开始向旁侧扩散

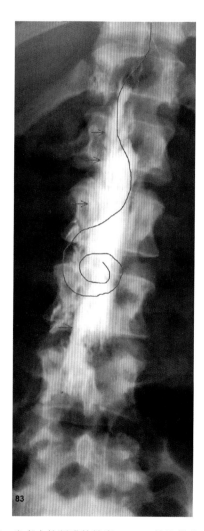

图 3.7　患者自控硬膜外镇痛(PCEA)输注数小时后的硬膜外造影正位像。由于药液的存在,造影剂右侧边界模糊(箭头)。中隔使造影剂几乎完全集中在右侧。

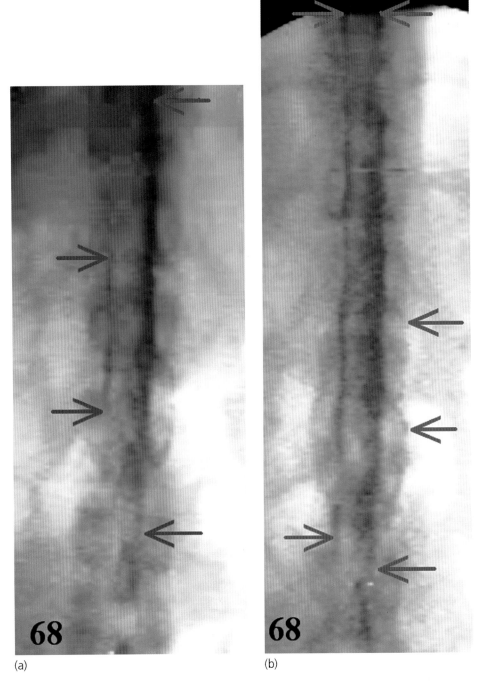

(a)   (b)

图 3.8　造影剂注入过程中依次产生的 X 线透视下正位像。(a)在注射后 15s，造影剂出现双侧的旁侧扩散，左侧为 T8–L4，右侧为 T12–L2(红色箭头)。(b)在注射后 40s，双侧造影剂均扩散至 T8(红色箭头)，中心部位出现早期填充，左侧 L1–L2 和 L3–L4 椎间孔有造影剂渗出(蓝色箭头)。(待续)

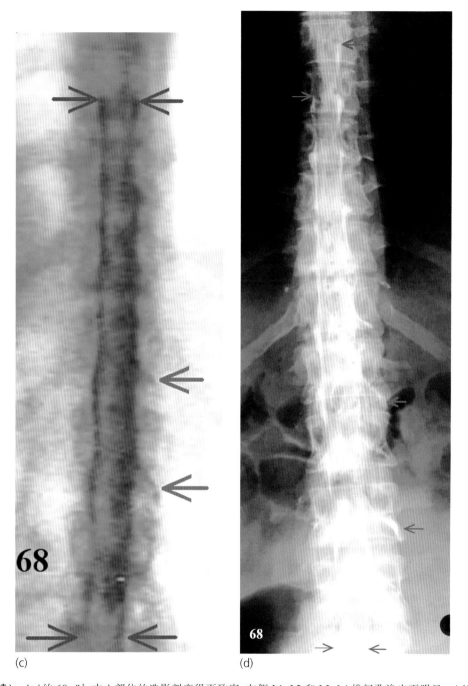

(c)　　　　　　　　　　　　　(d)

图 3.8(续)　(c)约 60s 时,中心部位的造影剂变得更致密,左侧 L1–L2 和 L3–L4 椎间孔渗出更明显。(d)同一患者的正位像,70s 时两侧造影剂大量扩散至 T7–L5(红色箭头),左侧 L1–L2 和 L3–L4 椎间孔造影剂渗出非常明显(蓝色箭头)。

（图 3.9b）。50s 后，随着造影剂中心的增厚和椎间孔渗出的增多，双侧的旁路通道开始显现（图 3.9c）。直到 70s，造影剂进一步聚集形成一个完整的图像（图 3.9d）。图 3.9e、f 展示了相应的 X 线片作为对照，可以看到造影剂沿旁路通道不均匀扩散且轻微衰减。临床结果显示对产程和分娩均可达到满意的镇痛效果。

3.3 老年患者的硬膜外造影

这一研究大部分是针对产科患者，但也纳入了一部分老年妇科患者。在一些年龄超过 60 岁或小于 60 岁但存在脊柱退行性疾病的患者中，经常可以看到硬膜外造影图像存在异常。早期从事硬膜外造影的工作者认为，在老年患者体内，造影剂的横向扩散减少，纵向扩散增多，这一现象可能是由于纤维化和骨性改变导致椎间孔的通畅性降低[7]。另一些学者则将造影剂向头侧扩散增多归因于（老年患者）动脉硬化、神经纤维数量减少和硬膜外间隙顺应性增加。近期更多研究使用硬膜外镜观察到硬膜外间隙的脂肪组织随着年龄的增加而减少，进一步使腔隙增宽[7]。不论是哪种原因导致的，在这一类人群中经常可观察到局部麻醉药和造影剂向头侧扩散增多。老年患者扩散平面过高和脊柱后凸的关系将在第 8 章详细阐述。

3.3.1 两例老年患者接受满意的神经阻滞后的硬膜外造影所见

图 3.10a 是一例 86 岁妇科患者接受常规硬膜外阻滞后所做的硬膜外造影图，由 L3–L4 进针，置入的是尖端开口的硬膜外导管。可以看到骨退行性变非常明显，造影剂在 T11–L4 扩散不均，在旁侧和中心部位聚集的同时，可以看到椎间孔大量渗出。与其他患者一样，大

多数渗出流向尾侧，形成向下的曲线，但在 L1 的左侧神经根处的大量渗出（箭头）直接流向头侧，这是非常反常的。侧位像（图 3.10b）证实该患者合并脊柱后凸，造影剂沿硬膜外间隙扩散，伴随多处造影剂的局部聚集，尤其是后柱内。

图 3.11a 是一例 77 岁妇科患者的硬膜外造影图，在 L2–L3 间隙穿刺，置入尖端柔韧带孔的 19G 硬膜外导管（Arrow International，Reading，PA，USA），硬膜外阻滞效果满意。从正位像（图 3.11a）上可以看出，合并脊柱后凸且存在广泛的椎体退行性变，导管尖端位于 L2 椎体水平的中线位置，大量造影剂在 T2–L3 之间不均匀扩散，并且在一些节段从椎间孔大量渗出。T12–L3 之间的造影剂充满整个硬膜外腔，但在 T12 平面以上，造影剂形成的柱状图形逐渐变得相当细小，几乎不从椎间孔渗出。以上这一现象是典型的造影剂后方分布。

侧位像证实了这一分布特点（图 3.11b），被标记的后柱沿着脊柱后凸的曲线由 T12 扩散至 T2，在 T9 位置形成锐角（箭头）。低于 T12 平面的造影剂相当均匀地在硬膜外间隙扩散。

3.4 硬膜外间隙 CT 图像

CT 扫描的使用为我们提供了更精确的评估方法，随着造影剂的注入，可以精准定位导管尖端[2]，不论导管尖端在硬膜外间隙、硬膜下隙还是蛛网膜下隙。目前我们还无法分辨硬膜内间隙。从图 3.12 可以看到脊柱横截面（水平轴向）上造影剂在硬膜外间隙中的分布特征，同时也可以看到硬膜下隙内的造影剂。在 L2–L3 椎间孔平面进行扫描，结果显示造影剂充满脊神经周围的腔隙，并渗出到椎旁间隙。在

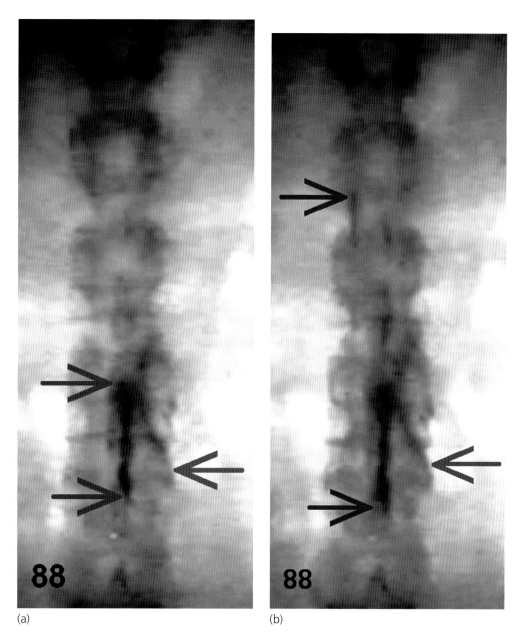

(a)　　　　　　　　　　　　　　(b)

图 3.9　(a~d)造影剂注入过程中依次产生的 X 线透视下正位像。(a)20s 时,造影剂在中心部位形成的团块开始呈现(红色箭头),并且从左侧 L4-L5 椎间孔渗出(蓝色箭头)。(b)30s 时,造影剂的中心体开始变宽并向 L3 扩散(下方红色箭头),造影剂经右侧旁路通道向上扩散至 L2(上方红色箭头)。左侧 L4-L5 水平沿椎间孔渗出增多(蓝色箭头)。(待续)

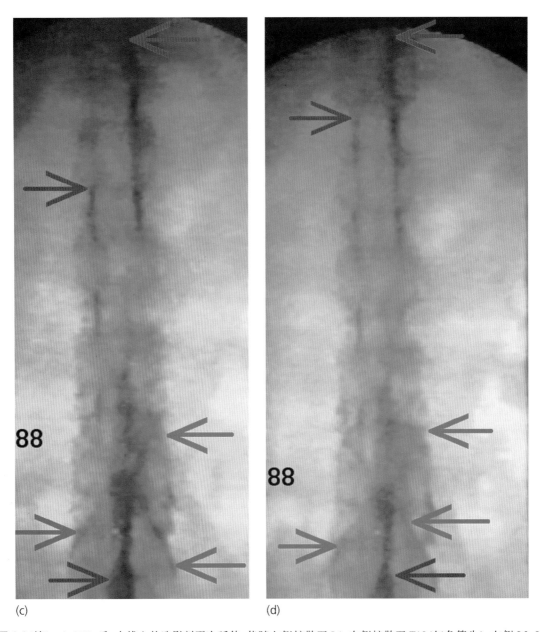

(c)   (d)

图 3.9(续) (c)50s 后,中线上的造影剂再次延伸,伴随左侧扩散至 L1,右侧扩散至 T10(红色箭头)。左侧 L3-L4 椎间孔渗出更为明显,右侧 L4-L5 椎间孔渗出开始显现(蓝色箭头)。(d)70s 时,左侧造影剂已经扩散至 T12 水平,外观普遍增厚。(待续)

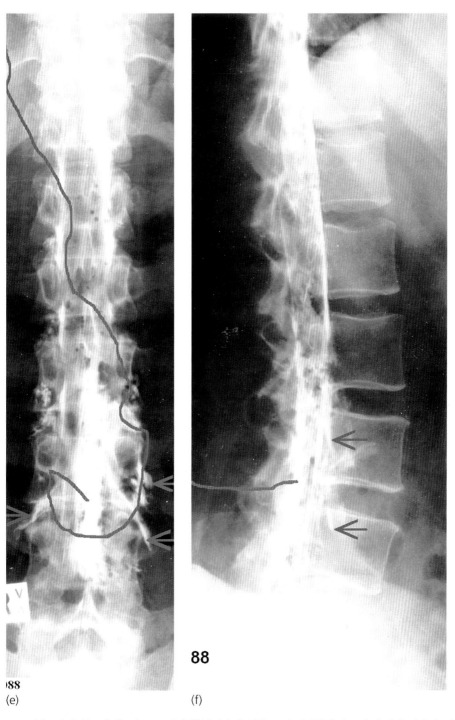

(e)　　　　　　　　　　　　　(f)

图 3.9(续)　(e)同一患者的正位像,在 80s 时造影剂形成的图像显示不对称的中心部位聚集及分布不均匀的旁侧扩散。蓝色箭头显示的是 L3-L4 和 L4-L5 椎间孔的渗出。(f)110s 的侧位像呈现了相当典型的造影图像,尽管局部有扩散不均匀及出现衰减。蓝色箭头显示的是 L3-L4 和 L4-L5 椎间孔的渗出。

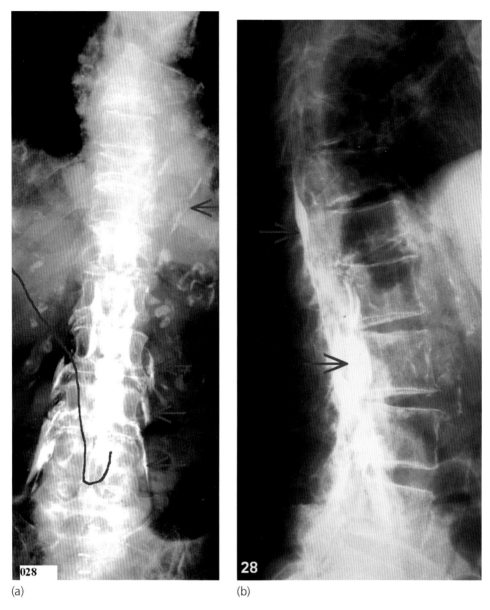

(a)   (b)

图 3.10　(a)脊柱后凸的老年患者正位像,存在广泛的骨退行性变,造影剂从椎间孔大量渗出(左侧箭头),左侧 L1 椎间孔的渗出主要向头侧扩散(上方箭头)。(b)侧位像显示出明显的脊柱后凸。造影剂后柱扩散位置较高且在一些区域出现造影剂淤积(箭头)。

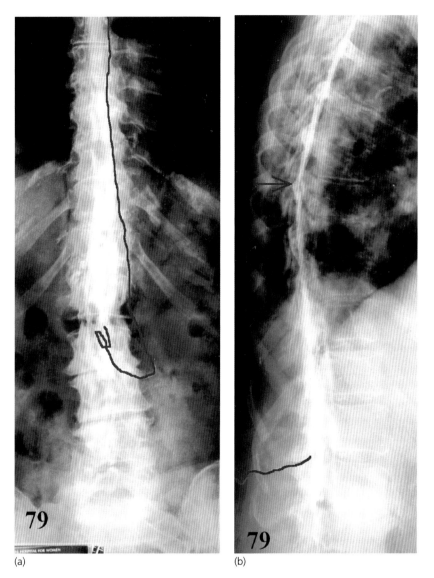

(a) (b)

图 3.11 (a)脊柱后凸的老年患者正位像,存在广泛的骨退行性变。造影剂中心部位狭窄,几乎没有向椎间孔的渗出,提示造影剂主要分布在后方。(b)侧位像显示出明显的脊柱后凸,并且证实造影剂绝大部分分布于后方,伴随胸椎中段造影剂分布呈现锐角(箭头)。

这一平面上,另一个重要特征是黑色的三角形充盈缺损,它几乎占据了整个硬膜外间隙内后侧区域。纤维–脂肪结构可能与阻塞性隔膜屏障有关。静态轴向或纵向扫描只能提供真实图像的"快照",在实时 CT 扫描被广泛应用之前,X 线透视检查仍然是研究硬膜外导管中造影剂扩散动力学的唯一简单方法。

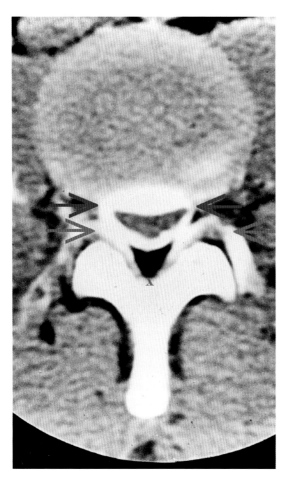

图 3.12 轴向 CT 显示，在 L3 位置造影剂沿硬膜外间隙后方(字母 X 所示)经两侧椎间孔渗出(红色箭头)。硬膜下隙的造影剂围绕着马尾神经的根部(蓝色箭头)。

3.5 硬膜外间隙 MRI

如前所述，MRI 无须使用造影剂便可以显示硬膜外间隙内容物，与 CT 一样，目前只能提供静态图像，但随着造影剂注入，通常可以确定导管尖端的位置。这一点对于一些疑似多腔隙阻滞的病例或许更有帮助。

使用 Signa 扫描设备 (通用电气公司)选择 1.5T 的磁场强度对一例偏瘦的健康受试者

在仰卧位下进行轴向扫描(图 3.13a)，T1 加权成像可以清楚地看到硬膜外间隙内后方的三角形纤维脂肪结构(箭头)，显示为白色，而此处之前 CT 扫描刚好相反，显示为黑色。在侧方，硬膜外间隙的边界非常不易界定，同时可以看到 L3 神经混合着脂肪组织从椎间孔穿过。同一受试者矢状位扫描图(图 3.13b)显示了 L5 和骶骨水平硬膜外间隙内前方的脂肪，但看不到硬膜外间隙内前方的其他内容物，硬膜外间隙内后方的结构也不完整，白色三角形的脂肪组织在椎板之间形成锯齿状。硬膜外间隙内后方的脂肪和纤维脂肪组织与之阻碍硬膜外间隙液体流动的关系将在第 7 章讨论。

3.6 结论

在 X 线片上，如果判断依据是造影剂的垂直扩散、硬膜外间隙横向填充及椎间孔渗出情况，那么"典型"的硬膜外造影特征非常多变。而 X 线透视检查增加了额外的维度，可以让我们快速识别硬膜外间隙填充模式的特征。硬膜外间隙的扩散不像硬膜下隙一样上升快速，也不像蛛网膜下隙注射时扩散广泛。发生多腔隙阻滞时，使用 X 线片很难判断，这时就体现出 CT 和 MRI 的诊断价值了。

正如许多研究人员所指出的，想要阐述放射造影和临床药物扩散的相互关联，得到的答案可能是矛盾的，尤其是过去使用更为黏稠的离子造影剂时。目前，临床上评估的神经阻滞平面与 X 线片所看到的造影剂扩散平面通常是吻合的，但也有可能存在显著差异。然而，仍然有两点肯定的发现：

(1)临床上评估的神经阻滞范围倾向于比造影剂指示的范围更广，这时要记住通常注射的局部麻醉药容积大于造影剂容积。

(2)在大多数情况下，在任何一个特定的

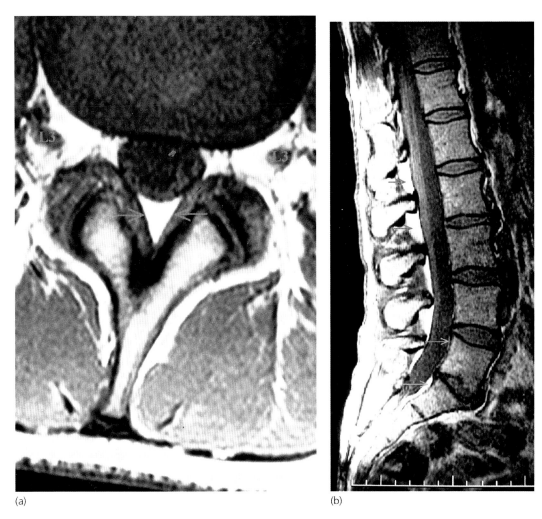

(a) (b)

图 3.13 (a)呈现的是典型的 L3 水平的轴向薄层 MRI，未使用造影剂。硬膜外间隙后侧(红色箭头)结构位于黄韧带和椎板前方,图中标示了 L3 神经根。(b)典型的腰骶椎矢状位 MRI 扫描图,红色箭头指示椎管内后侧的硬膜外间隙,蓝色箭头指示相对更狭小的前侧硬膜外间隙。

神经节段(骶神经除外),如果硬膜外阻滞的效果满意,都与相应节段发出的脊神经根周围存在少量造影剂包裹有着非常好的相关性。

(郭晓昱 译 王琳 校)

参考文献

1 Magides AD, Sprigg A, Richmond MN (1966) Lumbar epidurography with multi-orifice and single orifice catheters. *Anaesthesia*; 51:757–763.

2 Hogan QH (1999) Epidural catheter tip position and distribution of injectate evaluated by computed tomography. *Anesthesiology*; 90: 964–970.

3 Boezaart AP, Levendig BJ (1989) Epidural air-filled bubbles and unblocked segments. *Canadian Journal of Anaesthesia*; 36:603–604.

4 Dalens B, Bazin J, Haberer J (1987) Epidural bubbles as a cause of incomplete analgesia during epidural anesthesia. *Anesthesia and Analgesia*; 66:679–683.

5 Seeling W, Tomczak R, Merk J, Mrakovcić N (1995) Comparison of conventional and computed tomographic epidurography with

contrast medium using thoracic epidural catheters. *Anaesthetist;* 44:24–36.

6 Hogan QH (1991) Lumbar epidural anatomy. A new look by cryomicrotome section. *Anesthesiology;* 75:767–775.

7 Igarashi T, Hirabayashi Y, Shimizu R *et al.* (1997) The lumbar extradural structure changes with increasing age. *British Journal of Anaesthesia;* 78:149–152.

第**4**章

复杂硬膜外阻滞

硬膜外阻滞早期主要并发症的放射学特征，无论是高位硬膜外[1]、硬膜下[2]、硬膜内[3]或蛛网膜下隙阻滞[4]，还是误入血管内[5]的征象，在麻醉学文献中都有过描述，要么作为独立的病例报道，要么出现在综述性文章中。这些情况之所以值得重视，在于它们可能给患者乃至医务人员带来相当大的伤害，甚至可能危及患者生命。这些并发症可能发生于单独的神经腔隙阻滞，也有可能发生于多个神经腔隙联合阻滞[6]，后者相对少见，常发生于应用多孔导管时。

下面将围绕下列内容对复杂硬膜外阻滞进行描述：

(1)血管内注射。

(2)高位硬膜外阻滞。

(3)意外蛛网膜下隙(脊髓)阻滞。

(4)多神经腔隙阻滞伴或不伴脑脊液漏。

(5)霍纳综合征。

(6)硬膜内阻滞。

(7)硬膜下阻滞。

我们已经收集了许多硬膜内及硬膜下阻滞的病例，这些将在本书第5章单独描述。

4.1 血管内注射

剖宫产时，即使是小剂量的高浓度局部麻醉药发生血管内注射，通过临床征象也可以轻易识别，但想进一步调查获得更深层次的证据却有难度。然而，在两例患者身上，我们基本确定其硬膜外导管尖端部分位于硬膜外间隙，部分位于硬膜外静脉丛，伴随数小时产程中低剂量局部麻醉药的持续输注。在回顾时发现，两例患者均主诉在硬膜外分娩镇痛过程中出现异乎寻常的头晕或精神恍惚，以及镇痛效果差强人意和不够充分。急诊剖宫产中，推注2%利多卡因试验量时，立即导致此两例患者惊厥发作，证实至少有部分药物发生了血管内注射。

在硬膜外静脉中注射增强显影剂很难在显示屏上观察到显影结果，只能在注射30s内一过性地看到模糊的絮状物，虽然在刚才描述的两例患者中我们没有获得高质量的X线片结果，为了调查不满意阻滞的深层原因，这样做可能是值得的。

4.2 高位硬膜外阻滞

异常广泛的硬膜外阻滞在临床实践中非常常见，尤其涉及产科患者及使用一些老旧局部麻醉药时。手部麻木和呼吸困难是常见症状。既往，这些案例很少被深入研究。

病例 4.1:高位阻滞

26岁产妇(身高152cm,体重56kg)，在产程初期顺利完成硬膜外阻滞镇痛，在超过

40min 的时间里共给予 0.375% 布比卡因 18mL。由于胎儿宫内窘迫,拟行紧急剖宫产术。遂给予复合肾上腺素的 2% 利多卡因 10mL。10min 后,在胎儿娩出前,产妇发生高位硬膜外阻滞。患者主诉胸壁(达 C4)及手指麻木,伴有呼吸困难、极度恐慌,甚至有濒死感,尽管我们反复安慰也无济于事。阻滞延伸高达三叉神经 (图 4.1a),伴面颊麻木及双侧角膜反射消失,持续 20min 以上,最后平面消退至 T4。期间未出现低血压 [最低血压值为 110/60mmHg (1mmHg≈0.133kPa)]、运动阻滞或瞳孔大小改变的征象。考虑到阻滞的缓慢起效及可能的颅内三叉神经受累,初步诊断为硬膜下注射。

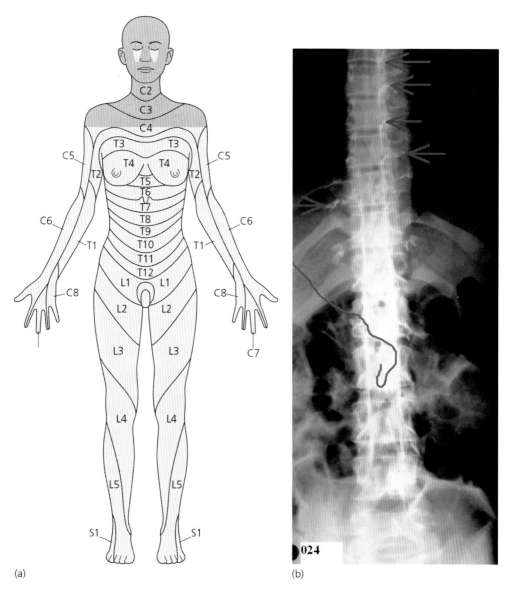

(a)   (b)

图 4.1 (a)高位硬膜外阻滞后针刺痛感缺失的皮区分布图(浅色区域)(病例 4.1),伴双侧三叉神经阻滞后导致的面颊麻木及角膜反射消失。(b)同一患者硬膜外造影正位像(前后位)。造影剂在胸段椎管的广泛扩散十分明显(红色箭头),高达 T5,伴随左侧椎间孔造影剂明显渗出。(待续)

硬膜外造影所见：造影剂的高位硬膜外扩散

在显示屏上，可以看到硬膜外造影剂向高处广泛扩散，起初在两侧。正位像（图 4.1b）显示出延伸的"圣诞树"征，伴随造影剂经椎间孔渗出，在胸段渗出异常丰富，左侧高达 T4，右侧达 T7（红色箭头）。导管尖端位于中线 L2 水平。侧位像（图 4.1c）证实了硬膜外造影剂的广泛垂直扩散。

该病例几乎可以肯定发生了高位硬膜外阻滞，同时伴有三叉神经阻滞，后者来源于 C2

水平三叉神经下降支的阻滞[7]。使用更大剂量的造影剂（>10mL）也许可以证实更高节段的双侧胸段扩散。

后续随访

该患者 4 年后于硬膜外阻滞下行择期剖宫产，小剂量分次给予局部麻醉药，给药时间超过 10min，无并发症事件。次日，该患者同意再次行硬膜外造影，试图找出先前发生高位阻滞的原因。此次的正位像如前次一样，造影剂在硬膜外间隙内广泛的旁侧扩散，但仅扩散至 T8，主要集中于右侧，同时造影剂很少聚集于

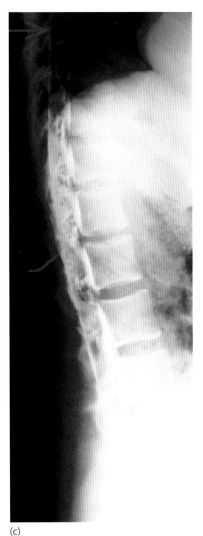

(c)

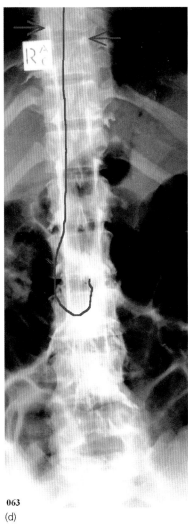

063

(d)

图 4.1（续） (c)同一患者发生高位硬膜外阻滞后的侧位像，显示造影剂广泛扩散，尤其在后方的硬膜外间隙（红色箭头）。(d) 同一患者 4 年后硬膜外造影正位像，显示出明显的造影剂侧支（箭头），但没有之前扩散广泛。

中心部位(图 4.1d)。

高位阻滞及造影剂广泛的旁侧扩散在该患者身上发生 2 次，而该患者又缺乏明显的解剖学异常，推测可能是由于足月妊娠时椎管内静脉丛的广泛充血肿胀所致。该推测在妊娠晚期产妇行仰卧位 MRI 时被证实[8]。由于下腔静脉的阻力增高，椎管内静脉丛扩张明显从而导致硬膜外间隙内的溶液向侧面及头侧扩散。同时该患者身材矮小，腹中胎儿巨大，使其易于发生此类问题。

4.3 意外蛛网膜下隙阻滞

意外全脊髓(蛛网膜下隙)阻滞的特征典型，很少会被误诊，尤其导管回吸见到 CSF 时。患者很早就会出现生命体征的急剧衰竭，伴有呼吸暂停及意识丧失。然而，在目前的临床实践中，对于待产女性，当少量稀释的局部麻醉药(通常配伍一种阿片类药物)被注入蛛网膜下隙时，可能产生一种不同的、缓慢的系列改变[9]，此时可能诊断困难，尤其是回抽未见到 CSF 时，这种情况并不少见，尤其是在初期[10]。此时，硬膜外造影检查具有诊断性作用，这种情况可能是合并多神经腔隙阻滞，也有可能是合并硬膜内阻滞，即使是 CSF 能被顺畅回吸时。如果不做深入调查，那些可能会提高我们对相关解剖认知的异常结果也将被忽略，例如我们在一例出现迟发性全脊髓阻滞的患者身上观察到造影剂从硬膜内间隙扩散到蛛网膜下隙(见第 5 章)。

病例 4.2：高位阻滞(至 T4)

35 岁产妇，在产程早期(行分娩镇痛)，于 L4-L5 硬膜外间隙置入一根 17G 有 3 个侧孔的导管(Portex)，深度为 5cm，操作期间从未通过导管或穿刺针回抽出 CSF。注入 2% 利多卡因 2mL 作为试验剂量，3min 内感觉阻滞平面达 T4，紧接着 5min 后，出现了腿部显著的运动阻滞(Bromage 评分为 3 级)(本书采用改良 Bromage 四级评分法来评估运动阻滞程度：0 级，无运动阻滞；1 级，髋关节屈曲受限；2 级，髋关节和膝关节运动受限；3 级，髋关节、膝关节和踝关节运动受限[11])。该患者仅出现轻度低血压。当即怀疑出现蛛网膜下隙阻滞，随即追加 2mL 局部麻醉药，并证实已能充分满足后续剖宫产麻醉要求。阻滞在 4h 之后完全消退，恢复良好，无术后头痛主诉。

影像学所见：蛛网膜下隙造影剂

术后 3h 在回吸无 CSF 的情况下注入 2mL 造影剂，结果显示造影剂局限于蛛网膜下隙，在中线处从 L4-L5 节段经导管尖端向头侧涌出直达 T4。正位像(图 4.2a)呈现为一条模糊、狭窄而有延伸性的造影剂柱，除了还有一些代表神经根的平行"线性条纹"，并无更多特征。在 T12 以上造影剂成像稍显致密且相当均匀，但 T12 以下图像由于邻近导管尖端而显得较为模糊。很明显，所有的椎间孔都没有造影剂渗出。当患者转到左侧卧位时，可以看到造影剂集中在 T8-L4(图 4.2b)，同样呈现为线性条纹。

追加注射 4mL 造影剂，并再次获取正侧位像(图 4.2c 和图 4.2d)，结果显示大量造影剂团影在 T6-L4 发生纵向扩散。造影剂注射完成后出现双侧 L2 对应皮区短暂不适。

病例 4.3：全脊髓阻滞

一位正在经历第 4 次剖宫产手术的 31 岁产妇，既往有 3 次穿刺困难且效果不满意的硬膜外阻滞史，这次通过位于 L1-L2 的硬膜外导管(Portex，17G，3 个侧孔)，回吸无血、无液后，超过 2min，分 4 次、逐次递增地给予 0.875% 罗哌卡因共 20mL，约 7min 后疑似发

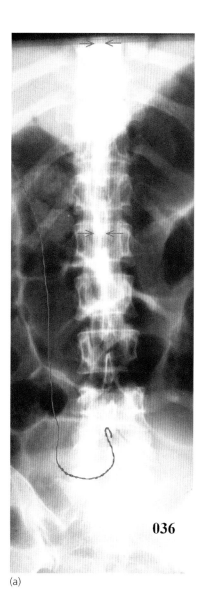

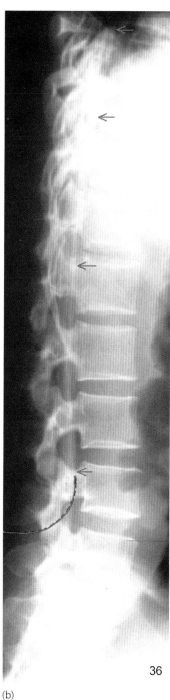

036

36

(a)   (b)

图 4.2 (a)蛛网膜下隙注入 2mL 造影剂后的正位像，显示从 T8–L1 模糊的线性条纹征（箭头）。注意（线性条纹）尾侧指向导管尖端。(b)蛛网膜下隙注入 2mL 造影剂后的侧位像，显示 T8–L4 特征性线性条纹(箭头)。（待续）

生全脊髓阻滞。产妇生命体征紊乱,发生中度低血压以及呼吸暂停。需要机械通气支持达 3h,11.5h 后阻滞作用完全消退。此时能轻松回抽出 CSF。该患者术后出现硬脊膜穿破后头痛,并通过硬膜外血补片成功治愈。

影像学所见：蛛网膜下隙造影剂

术后第 1 天,注入 6mL 造影剂,可见造影剂在蛛网膜下隙中快速扩散分布于 T2 至 L2

节段之间。为了更清晰的显示,此处采用了黑白底片(图 4.3)。正位像(图 4.3a)显示造影剂向尾侧延伸(箭头),在 L2 水平包绕着脊髓圆锥。这

非常少见,因为相同剂量的造影剂通常充满硬膜囊至 S2 节段,如图 4.6 所示。当患者转至左侧卧位时,侧位像(图 4.3b)显示蛛网膜下隙造

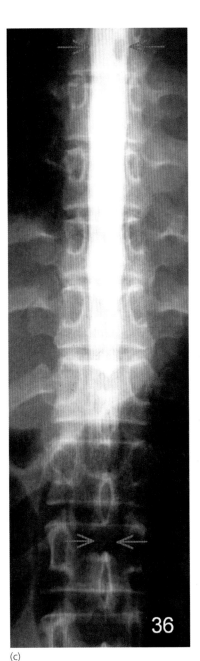

(c)

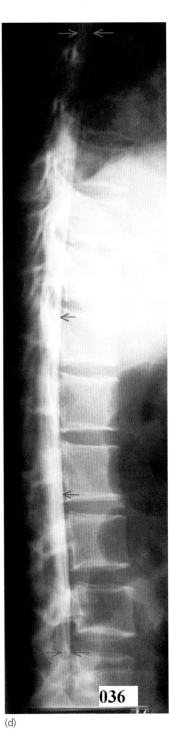

(d)

图 4.2(续) (c)(同一患者)注射 6mL 造影剂后的正位像,蛛网膜下隙有大量造影剂从 T7 延伸到 L2 (箭头)。造影剂从 L2 水平的模糊线性条纹逐渐浓集变厚,到低位胸椎段呈现为致密团块。(d)注射 6mL 造影剂后的侧位像,蛛网膜下隙有大量造影剂从 T6 延伸到 L4 (箭头)。线性条纹从 L4 向上逐渐浓集直至低位胸椎段呈现致密团块影。

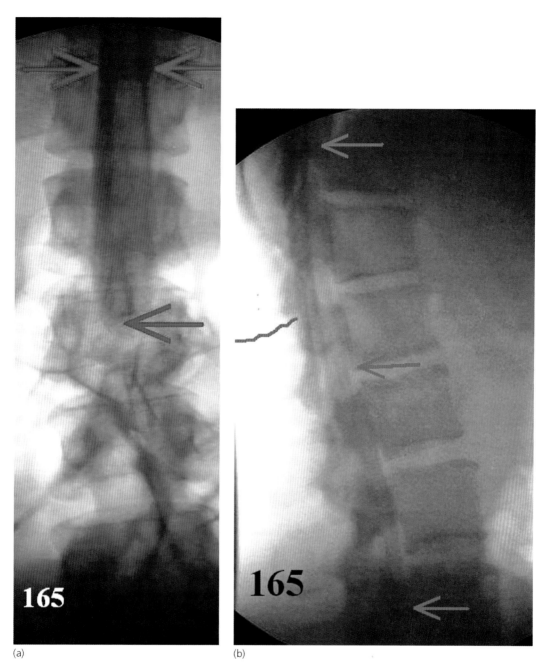

(a) (b)

图 4.3　(a)正位像(底片)显示低位的蛛网膜下隙造影剂呈柱状扩散,即在脊髓圆锥水平,L2,再向上延伸至 T12 (箭头)。(b)患者翻身后的侧位像(底片)显示蛛网膜下隙的造影剂柱在 T12-L5 呈现出模糊的线状条纹(箭头)。

影剂呈现出特征性的线状条纹扩散至 L5 节段。

考虑到该患者近几年来有反复困难且效果不满意的硬膜外阻滞病史,且此次操作在硬

膜外穿刺及置管都非常谨慎的情形下,仍然意外发生了蛛网膜下隙穿刺置管,提示瘢痕组织改变了硬膜外间隙及硬脊膜–蛛网膜解剖结构

的可能性。这很难通过现有技术实现可视化，尽管在未来使用高分辨率的超声设备（光学相干断层扫描）也许可以提供解决方案（来自美国加州大学洛杉矶分校医学中心 N.Hoftman 的个人经验[12]）。

4.4 多神经腔隙阻滞及脑脊液漏

到目前为止，除了两例患者出现血管内/硬膜外联合注射，我们面临的复杂阻滞都是单腔隙阻滞，但偶尔也会发生多神经腔隙的联合阻滞[6]。腰硬联合麻醉是一种有计划且控制下的多腔隙阻滞，但硬膜外药液意外扩散到蛛网膜下隙、硬脊膜下或硬脊膜内间隙可能会导致多种严重的并发症。硬膜外药液可能扩散至两

个或多个神经腔隙，在多数情况下，是通过硬脊膜上的穿破点，有时也会通过蛛网膜渗透。

目前无法确定是由于硬膜外导管的初始误入，导致它的侧孔被放置在两个[或者三个（很少发生）]相邻的腔隙（原发性多腔隙阻滞）[6]，还是由于导管后来移位到了相邻的腔隙（继发性多腔隙阻滞）[13]。由于在大多数三侧孔导管中，侧孔间隔约为 4mm，硬脊膜的平均厚度约为 0.5mm，确实有发生多腔隙置管的可能(图4.4)。然而，多腔隙阻滞也可能通过硬膜外针以及单一侧孔或终端开口的导管发生（图4.5）。我们（前述的）硬膜外/血管内注射的案例之一就是通过这种终端开口的导管发生的。

硬膜外阻滞同时涉及硬膜内或硬膜下阻滞，这似乎是最常见的多腔隙注射类型，我们将

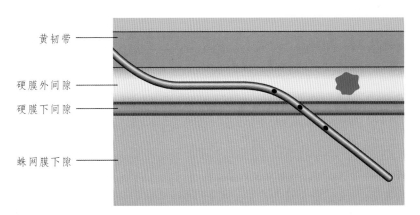

图 4.4 典型的侧孔导管开口可能对应的位置。

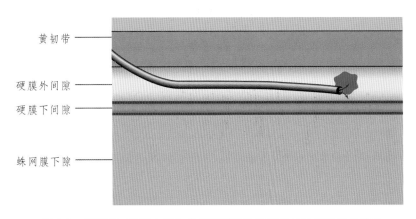

图 4.5 终端开口导管在发生多腔隙阻滞时导管开口可能对应的位置。

在第 5 章中讨论 13 个病例。这里将描述两例腰硬联合阻滞：第 1 例(病例 4.4)导致高位脊髓阻滞，第 2 例(病例 4.5)导致全脊髓阻滞。

病例 4.4：高位脊髓阻滞(至 T2)

该病例介绍的是在使用硬膜外针顺利穿刺后，发生了异常的硬膜外导管误入蛛网膜下隙的情形。

一例 37 岁初产妇在择期剖宫产术前于 L3-L4 垂直入路置入 Tuohy 穿刺针。初始剂量为含有肾上腺素的 2% 利多卡因 15mL，经针尾注入后未产生不良反应。置入硬膜外导管(3 个侧孔，17G，Portex)时非常困难，尽管使用了置管引导器，导管置入时多次受阻。多次尝试后，阻力突然消失，伴随着明显的"咔哒"一下的落空感，导管成功置入 9cm。固定好导管后，负压回吸无 CSF，在初始剂量给予 5min 后再次注入 5mL 同样的局部麻醉药溶液。

5min 后发生了达 T2 的高位阻滞，伴随腿部运动阻滞及中度低血压，后经血管升压药快速纠正。患者主诉"不能呼吸"持续约 15min，我们予以解释和宽慰。手术开始前，经硬膜外导管能回抽出带血液体。剖宫产术顺利进行，6h 后阻滞作用消退，且导管可回吸出清亮液体。患者术后未主诉头痛。

影像学所见：蛛网膜下隙造影剂

在阻滞 7h 后注射造影剂(6mL)，很遗憾的是成像质量较差，只能看到一个模糊而又狭窄的蛛网膜下隙造影剂柱分布于 T1-S2 (图 4.6a)，在 S2 水平较密集。正位像显示导管尖端位于 L3-L4 水平中线处，蛛网膜下隙造影剂从 T8 延伸至 S2，在硬膜囊的基底部尤为显著(图 4.6a)。骶区的造影剂浓集也是侧位像最主要的特征(4.6b，下方箭头)。

很显然硬膜外导管穿透了硬脊膜，但置管时硬脊膜是否完整或已被 Tuohy 针在穿刺过

程中损伤已无从确定。通过硬膜外针给予初始剂量的利多卡因，5min 后并未产生不良反应，所以很大可能药物仍保留在硬膜外间隙，提示是在后续过程中硬膜外导管穿破了硬脊膜。轻微硬度的导管在使用过程中几乎无法穿破完整的硬脊膜，尽管先前有报道提示这种可能性[14]，更可能的是硬脊膜已被 Tuohy 针的尖端损伤，导致后续猛力置入的导管穿透了硬脊膜[15]。

病例 4.5：患者生命体征衰竭：全脊髓阻滞

一例 49 岁患者在区域阻滞下行阴道修补术，给予最小剂量的镇静剂，在 L2-L3 水平置入一根含有 3 个侧孔的导管(17G，Portex)，硬膜外间隙留置 4cm，注入 0.5% 布比卡因 15mL。15min 后经针刺测试阻滞平面达 T8，手术开始。手术平稳进行 20min 后，患者生命体征衰竭，意识丧失并伴有低血压 (收缩压为 60mmHg)，心动过缓(脉搏 45bpm)，呼吸运动不协调，最终发展为窒息，瞳孔散大。紧急复苏及气管插管后，接下来的 2h 中，患者需机械通气给氧，随后症状逐渐消退。过程中未回吸出 CSF。

硬膜外造影所见：蛛网膜下隙及硬膜外间隙造影剂

第 2 天的 X 线透视检查显示存在显著的骨退行性变，这种改变超前于患者年龄，并伴有脊柱后凸(图 4.7)。注入 4mL 造影剂后，密集而膨胀的硬膜外间隙造影剂出现在 T12-L2 节段。再注入 6mL 后，造影剂流入蛛网膜下隙扩散至 T6 节段，同时硬膜外间隙内造影剂进一步扩散达 T8-L4 节段，其中有些遮盖了蛛网膜下隙内的造影剂显影。腰背部正位像(图 4.7)显示了 T12-L4 节段典型的硬膜外间隙造影特征，伴随造影剂在蛛网膜下隙内中线处致密的柱形显影。

即使临床病史提示为硬膜下阻滞，但这一给药剂量更像是一例迟发性全脊髓阻滞，药物

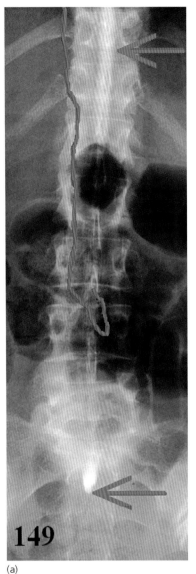

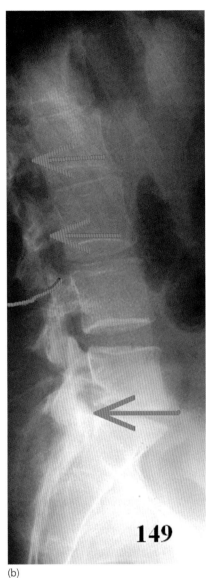

(a)　　　　　　　　　　(b)

图 4.6　(a)正位像显示蛛网膜下隙内 T10-S2 的造影剂分布(箭头)。L1 以下的造影剂呈弱不可见的条纹状显影,仅在 S2 水平的硬膜囊处比较密集(下方箭头)。(b)侧位像显示蛛网膜下隙造影剂在 S2 水平硬膜囊处较为密集。在此之上,造影剂呈现出模糊的线状条纹(上方箭头)。

通过至少部分位于硬膜外间隙的导管注入蛛网膜下隙。该病例是原发性还是继发性多腔隙阻滞还有待进一步探讨。众所周知,在通过多孔硬膜外导管推注局部麻醉药时,推动注射器针栓的力量大小可决定哪个侧孔优先流出药液[16]。

4.4.1 脑脊液漏

当硬脊膜有破损时,液体就有可能通过这一路径进出蛛网膜下隙[17]。病例 4.6 描述了两例硬膜外间隙脑脊液漏的情况。

病例 4.6:硬脊膜穿破后满意的腰硬联合阻滞

一例拟行择期剖宫产的患者在接受 L2-L3 水平的硬膜外阻滞时,16G Tuohy 针误穿破硬脊膜。随后在 L3-L4 水平行腰硬联合阻滞技术,采用重比重 0.5% 布比卡因(配伍 8% 葡

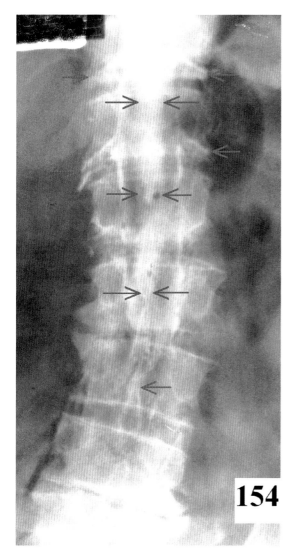

154

图 4.7　退行性变的低位胸腰部脊柱正位像，硬膜外间隙造影剂分布于 T12-L4(下方红色箭头)并从椎间孔渗出(上方红色箭头)。位于中央的蛛网膜下隙浓集的造影剂(蓝色箭头)被更高节段的硬膜外间隙造影剂所遮盖。

萄糖)2.2mL,注入蛛网膜下隙,硬膜外追加混有肾上腺素的 2% 利多卡因 12mL 以完善阻滞,手术顺利完成。一直未经三侧孔硬膜外导管(Portex)中回抽出 CSF。术后 12h 行硬膜外造影,且之前未实施术后硬膜外镇痛。

硬膜外造影所见:脑脊液漏

正位像(图 4.8a)中硬膜外间隙造影剂从 T5 延伸至 L4,无椎间孔渗出,头尾两侧逐渐变细(提示主要分布于后侧的硬膜外间隙内)。造影剂柱被几个较大的充盈缺损所分隔,主要在 T12、L1 以及 L2 水平(图 4.8a,箭头)。造影剂的轮廓不规则、模糊且呈絮状,如同在造影前短时间内接受了硬膜外局部麻醉药输注的造影结果。在侧位像中(图 4.8b),硬膜外间隙偏前部的造影剂柱在 L3 以上突然中断(下方箭头),使得硬膜外前隙呈现出明显的无造影剂区域(箭头)。没有迹象表明存在侧隔膜造成造影剂分布不均。我们推测大量 CSF 通过前面描述的一处或两处硬脊膜穿破点外渗至硬膜外间隙[16],向后推挤硬膜外间隙造影剂。如果进一步调查在这种情形下能否取得满意的术后硬膜外镇痛也是有意义的,但造影完成后,硬膜外导管随即被移除了。

第二例脑脊液漏在患者发生单次意外穿透硬脊膜(16G Tuohy 穿刺针)后,通过在 L3-L4 水平行计算机 X 线断层扫描得到了很好的展示。图 4.9 显示了两个"液泡"(箭头)。我们推测其为外渗的 CSF,且看似占据了硬膜外间隙较大的区域。通过现有病例及其他研究结果分析[17,18],当已知存在硬脊膜的意外穿破点时,无论何时向硬膜外间隙注射药液都需要格外小心,且需要密切监测阻滞进程,因为硬膜外间隙的 CSF 可能会妨碍局部麻醉药的扩散。

4.5 霍纳综合征

霍纳综合征在接受腰段硬膜外阻滞的产科患者中并不罕见,有两种截然不同的出现形式。多独立出现于常规阻滞过程中,发生机制难以解释:较少作为过度高位阻滞的征象之一出现,尤其是在高位硬膜下阻滞中[2],尽管也有

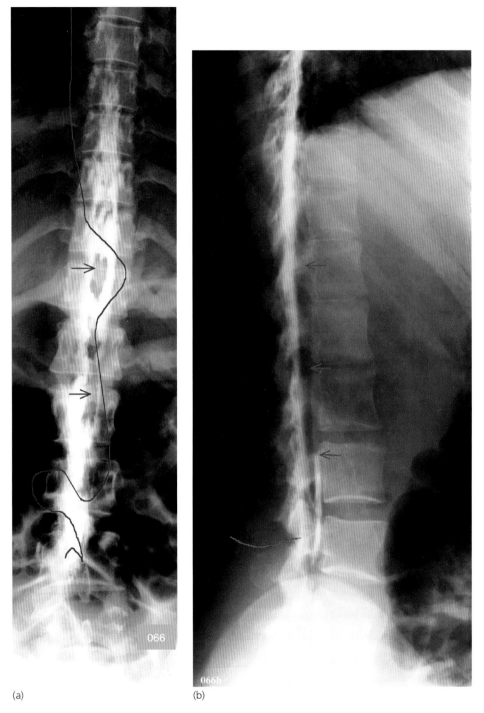

(a)　　　　　　　　　　　　　(b)

图 4.8　(a) 两次硬脊膜穿破后的硬膜外造影正位像。硬膜外间隙造影剂呈现出广泛而狭窄的形态，并且包含多个充盈缺损(箭头)，基本可以确定是由于 CSF 聚集造成的。(b)硬膜外侧位像显示了后方的硬膜外间隙造影剂柱，其前方则有一个较大的充盈缺损(上方箭头)，在 L4 椎体上缘以上的前方硬膜外间隙造影剂柱突然中断(下方箭头)，推测是由于 CSF 聚集所致。

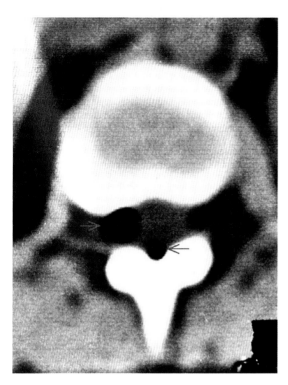

图 4.9　L3 水平的轴向 CT 显示，在两次硬脊膜穿破后，硬膜外间隙（箭头）有两个液性聚集区（推测是 CSF）。

瞳孔固定散大的报道。在我们 178 例硬膜外造影的研究中，详细调查了高位以及异常的阻滞，7 例（占比为 4%）患者呈现出单侧霍纳综合征，其余 4 例临床上表现为高位阻滞，在给予标准剂量的局部麻醉药后，感觉平面（使用粗钝针尖测试）达 T2 以上，与造影剂的高位扩散相一致。其余 3 例出现霍纳综合征的患者拥有满意的阻滞效果，他们最高的感觉阻滞平面分别为 T6、T8 以及 T10。需要注意的是最后一例患者在 S1 及 S2 水平有隐性脊柱裂（SBO）。

霍纳综合征很少在双侧同时发生，完整的临床征象包括上睑下垂、瞳孔缩小、眼球内陷以及面部无汗（图 4.10），但并非所有症状均会呈现。据报道，霍纳综合征在硬膜外阻滞的患者中发生率为 1%~4%[19]，但通常被医护人员所忽视。(患者)受累的眼睛感到疼痛[20]，由于结膜血管扩张导致"红眼"（图 4.11），或者还有可能出现鼻塞的主诉。症状和体征在 40min 至 2h 内趋于减轻，但当常规追加（局部麻醉药）剂量时，或当再发生高位阻滞时偶尔会再现。既往的认知是 "当霍纳综合征发生后应放弃后续阻滞"[21]，但最近发表的一篇文献对此进行了讨论，认为依然可以在谨慎操作的前提下继续实施阻滞。

霍纳综合征的根本机制是阻断了支配瞳孔、上睑提肌、结膜以及面部的交感神经。交感神经节前纤维主要起源于起始的三个胸髓节段，可能也包括 T4 及 T5 节段[22]。神经纤维上行进入颈部交感神经节并形成突触，而后节后纤维再分布至头颈部。交感神经纤维比感觉或运动神经细，能够被低浓度局部麻醉药阻滞。这也许能够解释感觉阻滞平面不超过 T2 却发生了霍纳综合征的病例。图 4.12 是一例在剖宫产术中发生霍纳综合征产妇的硬膜外造影图像，其感觉阻滞平面从未超过 T6。该图像显示了造影剂（10mL）扩散的正常模式，并未向上延伸超过 T10。今后仍需深入研究，以明确硬膜外阻滞中发生霍纳综合征的确切原因。

4.6 结论

综上所述，我们已经描述了多种类型的复杂阻滞，或许还有更多的变异需要去发现。必须指出的是，复杂阻滞研究对相关患者个体来说可能意义不大，毕竟解剖学异常通常罕见，并且在未来的阻滞中，先前所记录的一些异常并发症（如硬膜内及硬膜下阻滞）不一定会再次发生。然而，运用这些放射学研究手段，我们对硬膜外阻滞的总体认识可能在技术和设备的驱动下得到进一步巩固与提高。

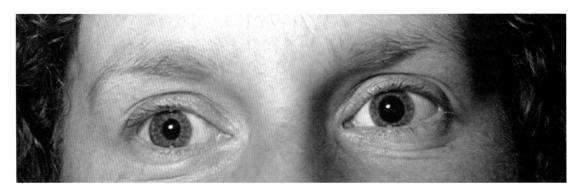

图 4.10　右侧发生霍纳综合征的产妇脸部照片。注意瞳孔缩小及轻度上睑下垂。

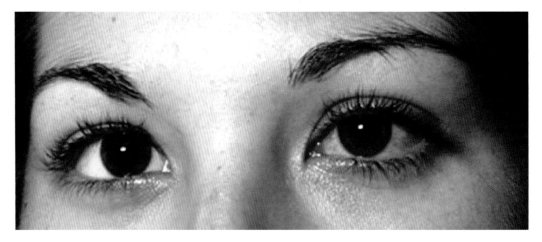

图 4.11　左侧发生霍纳综合征的产妇脸部照片，伴明显的结膜充血、瞳孔缩小及轻度上睑下垂。

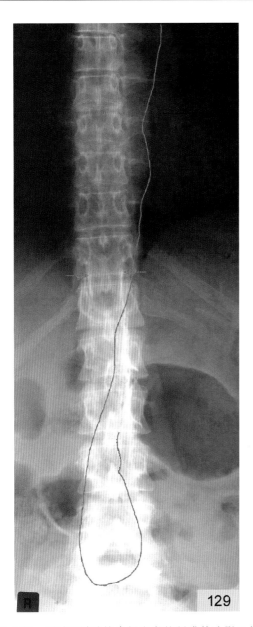

图 4.12 （右侧）霍纳综合征患者的硬膜外造影正位像显示造影剂的"正常"扩散，仅向上延伸至 T11/12（箭头）。

（贾璐雯 译 徐铭军 王琳 校）

参考文献

1 Sprung J, Haddox JD, Maitra-D'Cruze AM (1985) Horner's syndrome and trigeminal nerve palsy after lumbar epidural anesthesia. *Anesthesia and Analgesia*; 38:767–771.

2 Hoftman NH, Ferrante FM (2009) Diagnosis of unintentional subdural anesthesia/analgesia: analysing radiographically proven cases to define the clinical entity and to develop a diagnostic algorithm. *Regional Anesthesia and Pain Medicine*; 34:12–16.

3 Collier CB (2010) The intradural space; the fourth place to go astray during epidural block. *International Journal of Obstetric Anesthesia*; 19:133–141.

4 Barnes PK (1990) Delayed subarachnoid migration of an epidural catheter. *Anaesthesia and Intensive Care*; 18:564–566.

5 Crawford JS (1985) Some maternal complications of epidural analgesia for labour. *Anaesthesia*; 40:1219–1225.

6 Beck H, Brassow F, Doehn M et al. (1986) Epidural catheters of the multi-orifice type. Dangers and complications. *Acta Anaesthesiologica Scandinavica*; 30:549–555.

7 Collier CB (1997) Bilateral trigeminal nerve palsy during an extensive lumbar epidural block. *International Journal of Obstetric Anesthesia*; 6:185–189.

8 Hirabayashi JL, Shimizu R, Fukuda H et al. (1996) Soft tissue anatomy within the vertebral canal in pregnant women. *British Journal of Anaesthesia*; 77:153–156.

9 Evans TI (1974) Total spinal anaesthesia. *Anaesthesia and Intensive Care*; 2:158–163.

10 Prince G, McGregor D (1979) Obstetric epidural test doses. A reappraisal. *Anaesthesia*; 41:1240–1250.

11 Phillips GH (1988) Continuous infusion epidural analgesia in labor: effect of adding sufentanil to 0.125% bupivacaine. *Anesthesia and Analgesia*; 67:462–465.

12 Raphael DT, Yang C, Tresser N et al. (2007) Images of spinal nerves and adjacent structures with optical coherence tomography: preliminary animal studies. *Journal of Pain*; 8:767–773.

13 Gregoretti S (1978) Uneventful extradural analgesia after unrecognized dural perforation. *Canadian Anaesthetists Society Journal*; 25:509–511.

14 Hardy PAJ (1986) Can epidural catheters penetrate dura mater? An anatomical study. *Anaesthesia*; 41:1146–1147.

15 Abouleish E, Goldstein M (1986) Migration of an extradural catheter into the subdural space. A case report. *British Journal of Anaesthesia*; 58:1194–1197.

16 Power I, Thorburn J (1988) Differential flow from multihole epidural catheters. *Anaesthesia*; 43:876–878.

17 Collier CB (2000) Complications of Regional Anesthesia. In *International Textbook of Obstetric Anesthesiology*, editors Birnbach D, Gatt SP, Datta S. Churchill Livingstone/Saunders, New York, p. 511.

18 Morgan B (1990) Unexpectedly extensive conduction blocks in obstetric epidural analgesia. *Anaesthesia*; 45:148–152.

19 Clayton RC (1983) The incidence of Horner's syndrome during lumbar extradural for elective Caesarean section and provision of analgesia during labour. *Anaesthesia*; 38:583–585.

20 Abdelatti MO (1993) Horner's syndrome due to epidural anaesthesia presenting with a painful eye. *Anaesthesia*; 48:1019–1020.

21 Hoftman N, Chan K (2009) Two cases of Horner syndrome after administration of an epidural test dose that did not recur with subsequent epidural activation. *Regional Anesthesia and Pain Medicine*; 34:372–374.

22 Zoellner PA, Bode ET (1991) Horner's syndrome after epidural block in early pregnancy. *Regional Anesthesia and Pain Medicine*; 16: 242–244.

第 **5** 章

硬膜下间隙与硬膜内间隙

在讨论硬膜外阻滞意外将局部麻醉药注射进入"硬膜下间隙"的情形时,存在许多不确定性,尤其是在产科麻醉中。由于大多数病例未经进一步调查,该情况的发生率尚未明确,且也很少尝试进行解剖学诊断。我们对132名出现并发症、失败或效果不完全的硬膜外阻滞产妇进行了影像学调查,通过对比提示有13名造影剂注射进入了"硬膜下间隙",但其中3名是真正进入了硬膜下间隙,而另外10名则是进入了邻近的"硬膜内"间隙,这是既往从未被麻醉医师所识别的区域。

5.1 意外发生的硬膜下注射

1990年,Reynolds和Speedy将硬膜下间隙描述为尝试硬膜外阻滞时硬膜外针或导管"容易误入的第三个腔隙"(前两个是蛛网膜隙和血管内)[1]。在过去的30年间,有大量关于意外注射药物进入硬膜下间隙的病例汇报,其中一些病例得到影像学证据的支持[2-8]。硬膜下注射的临床特点(表5.1,左侧列)是缓慢起效的高位阻滞,通常在看似顺利的硬膜外置管给药或甚至仅仅注射试验剂量后10~35min起效[8]。再过15~20min后可能会有缓慢的阻滞平面扩展,常伴随较迟钝的运动阻滞[7]。硬膜下间隙可能延伸进入颅腔,甚至达到第三脑室平面,异常广泛分布的局部麻醉药可能会

表5.1 硬膜下和硬膜内阻滞的特征对比

硬膜下阻滞	硬膜内阻滞
1.起效慢,超过20min	1.起效慢,超过40min
2.阻滞平面逐渐进展	2.平面局限,最初阻滞不全
3.再过20min,平面广泛扩散	3.局部麻醉药总需求量大
4.可能颅内扩散	4.置管或加药时有痛感
5.中度低血压(收缩压通常>80mmHg)	5.硬膜内给予哌替啶可能会造成(皮区)麻木感

造成呼吸抑制,进而呼吸暂停,随后意识丧失,瞳孔放大固定,通常伴随有中度低血压[7]。目前,出现这种高阻滞平面且意识丧失的患者极其少见,因为硬膜外穿刺技术日益改进,且近年来逐渐提倡应用于产妇的局部麻醉药应为小剂量、低浓度。一些麻醉平面不高的硬膜下阻滞产妇难以被识别。自1984年的一篇案例报道以来[10],运动和交感神经阻滞较轻被反复强调为硬膜下阻滞的典型症状[9],但回顾所有发表的相关病例,这一结论似乎不够准确[2]。

病例5.1:完全硬膜下阻滞

此病例描述了完全硬膜下阻滞的特点,即阻滞平面延伸至颅内,造成患者意识丧失。现

有病例报道提供了大量相关临床细节,但极少有明确的影像学证据支持,并且阻滞的特点也由于使用局部麻醉药的种类和浓度不同而存在差异。同时,由罗哌卡因造成的完全硬膜下阻滞的报道极少。

一例 32 岁患者(体重 60kg)择期行第二次剖宫产术。患者 15 个月前手术时曾有过 L3-L4 间隙硬膜穿破史。当时将硬膜外针撤回至硬膜外间隙后行硬膜外阻滞效果完善。术后第 5 天有轻微的硬膜穿破后头痛,并逐渐加重,术后第 7 天重新入院行血补片(18mL)治疗。预后良好。

以下是此次手术按时间顺序的事件经过。

初次阻滞

使用 Tuohy 硬膜外针在 L3-L4 间隙垂直穿刺,置管(Arrow international,Reading,PA,USA)至 12cm 时遇轻微的一过性阻力,导管留置深度为 4cm。通过导管给予 0.875% 的罗哌卡因 20mL,注射时间应超过 2min。

30min 后,针刺测试感觉阻滞平面仅达 T11 水平,双足运动阻滞完全(Bromage 评分为 3 级)且双足皮温低,提示腰段交感神经阻滞不足。追加相同局部麻醉药 15mL 后 20min,阻滞平面未改善(推荐患者选择全身麻醉,但患者拒绝)。

再次阻滞

- **抢救进程 00.00**:L3-L4 导管在置管 60min 后拔除,拔管过程中皮肤穿刺部位有少量局部麻醉药液流出,提示硬膜外间隙压力增高。在 L2-L3 重新顺利穿刺,回抽无血、无液后,直接通过硬膜外针注入 15mL 相同局部麻醉药,注射时间应超过 60s,后再次置管,深度为 4cm。

- **+00.20**:注射后 5min 内,针刺阻滞平面达 T4,开始手术,无不适主诉。

- **+00.29**:胎儿娩出,状况良好。

- **+00.33**:患者无法抬动上臂环抱新生儿,视物模糊,双侧瞳孔放大固定,但患者语言交流无障碍。无呼吸抑制,未吸氧状态下氧饱和度(SpO_2)为 100%,阻滞平面达 C4 水平。

- **+00.40**:呼吸不协调,膈肌逐渐受累。

- **+00.45**:呼吸逐渐减弱后 SpO_2 降低至 60%,然后出现呼吸暂停和意识消失,经面罩间歇正压通气后置入喉罩,SpO_2 迅速回升至 100%。

- **+00.55**:术毕,患者仍无自主呼吸,无意识但生命体征平稳,收缩压从未低于 100mmHg。

- **+01.05**:气管插管患者无反应,转至重症监护病房。

- **+01.20**:自主呼吸恢复。

- **+01.25**:患者不耐管,拔除气管导管,意识恢复,呼之应答,但双侧瞳孔仍保持放大。

- **+02.30**:双侧瞳孔恢复正常大小,反射恢复,右上肢肌力开始恢复。

- **+03.30**:双侧上肢肌力完全恢复,右侧下肢肌力恢复(Bromage 评分为 1 级)。

- **+08.00**:阻滞完全消退,患者开始感觉术后伤口疼痛。给予 PCEA,设定为哌替啶单次剂量 15mg(3mL),锁定时间为 20min,效果良好。

- **+18.00**:行硬膜外造影。

向患者解释整个情况,患者对术中事件无记忆,术后恢复良好。

硬膜外造影所见:后方硬膜外显影和前方硬膜下渗漏

正位像提示导管尖端位于中线 L3 水平。注射造影剂初始在 L1-L3 节段形成边界不规则的致密团块(图 5.1a),被许多气泡包围。随着团块增大,造影剂(显影为黑色)流动包裹右侧 L1-L2 和 L2-L3 神经根(红色箭头),随后扩散至 L5 水平,变得模糊不均,再次聚集大量气泡。正位像(图 5.1a)提示后方硬膜外间隙内造影剂扩散局限，同时双侧出现模糊窄条状硬膜下间隙显影(蓝色箭头)，这在动态观察中较难发现。左侧硬膜下间隙显影从 T6

延伸至 L1，右侧从 T6 延伸至 T10，尽管部分被硬膜外导管遮挡。

側位像(图 5.1b)显示硬膜外导管位于后方 L1–L5 的局限性团块影中，该特征常见于

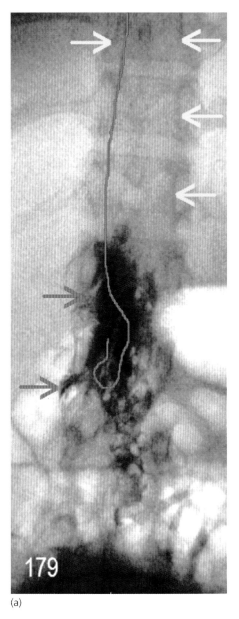

(a)

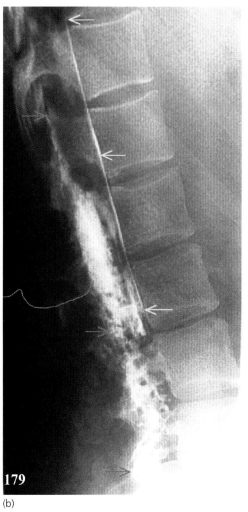

(b)

图 5.1　(a)硬膜外正位像显示了 L1–L3 水平偏右侧硬膜外造影剂形成的团块状阴影(此处显影为黑色)，边界不清，且其中含有大量气泡，造影剂同时也包绕右侧 L1–L2 和 L2–L3 神经根(红色箭头)。硬膜下显影模糊，呈柱状位于两侧，左侧 T6–L1，右侧 T6–T10(蓝色箭头)，右侧部分被硬膜外导管遮盖。(b)側位像显示后侧硬膜外造影剂聚集于 L1–L3(红色箭头)之间，前侧 T6–L3 之间可见狭窄的硬膜下柱状显影。

脊柱手术后粘连造成的硬膜外液体分布方式。此外，还可以从侧面看到前方形成的清晰、明亮的硬膜下间隙显影(蓝色箭头)，一直延伸至T6水平。

有可能是该患者合并先天性隔膜造成这种情况，但似乎更像是先前的硬膜外血补片带来的瘢痕(形成隔膜)阻碍了局部麻醉药的扩散，尽管动物实验证实硬膜外血补片在几周后便自行吸收，留下的瘢痕极小[11]。第一次硬膜外给药后(L3-L4)局部麻醉药向头侧扩散不充分，推测是因为隔膜形成了阻碍，进而使局部麻醉药蓄积于隔膜下方。第二次穿刺(L2-L3)几乎可以肯定进入了同一腔隙，而再次注射局部麻醉药使得局部压力增加，撕裂硬膜，但没有破坏蛛网膜，因此形成了一个硬膜下间隙，进而造成颅内阻滞。

病例 5.2:高位硬膜下阻滞(至 T2)

31 岁初产妇行急诊剖宫产，采用 Tuohy针于 L2-L3 间隙行硬膜外穿刺，穿刺顺利，注入 4mL 2%利多卡因和肾上腺素混合液。顺利置入有 3 个侧孔的硬膜外导管 (Portex Ltd, Ashford, Kent, UK)，深度为 3cm，回抽无血、无液后，追加 2%利多卡因 4mL(内含 40μg 芬太尼)。15min 后，感觉平面向上达 T2 水平，双下肢无法运动(Bromage 评分为 3 级)，且收缩压降至 70mmHg。静脉注射麻黄素(总量 15mg)提升血压，手术顺利进行，时间超过 1h，但术中总的"硬膜外"局部麻醉药用量仅为 8mL。

当时，临床诊断考虑为硬膜下或蛛网膜下隙阻滞，经慎重考虑后决定行常规硬膜外镇痛方案 (当时所处年代)，术后持续硬膜外输注 0.1%布比卡因，0.5~1.0mL/h 的小剂量用药即可达到极为满意的镇痛效果，术后无任何并发症。术后第 2 天行硬膜外造影。

硬膜外造影所见:双侧硬膜下显影

屏幕上可见最显著的特征是在注射造影剂后，椎管两侧快速出现两条狭窄的柱形显影(图 5.2a)。造影剂的扩散速度远快于通常的硬膜外注射。在正位像中(图 5.2a)，导管末端在 L2 水平的正中位置，造影剂在 T4-L4 呈现了典型的硬膜下分布，即在胸腰段呈现出两条平行竖列的"铁轨"征。造影剂的分布模式似乎提示硬膜下间隙初始被打开时容易在两侧发生撕裂(见后文)，这也说明了为什么造影剂会优先聚集于两侧神经根附近。

造影剂的扩散有明显的局限，既不超越椎体，也不溢出椎间孔。两侧竖条状显影中间模糊的显影区域是围绕导管末端有少量造影剂在硬膜下分布。

侧位像(图 5.2b)可见前后两条模糊的显影带，从 T4 延伸至 L4(红色箭头)，期间断断续续显影。诊断特点是椎间孔几乎无显影，因为无论是硬膜外还是硬膜下间隙都没有造影剂渗出至椎间孔，同样也没有神经根显影。图 5.2c 是根据该患者造影结果建立的 3D 模型。

病例 5.3 中硬膜下阻滞主要表现为单侧阻滞。

病例 5.3:高位硬膜下阻滞(至 C4)

初产妇，使用带侧孔导管(Portex)于 L2-L3 间隙行硬膜外分娩镇痛，注射 10mL 0.25%布比卡因。30min 后发生高位阻滞，双上肢感觉麻木，胸前区阻滞上升至锁骨水平(C4)，伴有右手肌力减弱。数分钟后，患者主诉右侧脸部有刺痛感。检查后发现，三叉神经分布区域对针刺感觉丧失，角膜反射消失，但没有霍纳综合征或瞳孔改变。双下肢中度运动阻滞(Bromage 评分为 2 级)。所有临床表现在 45min 后消退，由于临近分娩，未追加局部麻

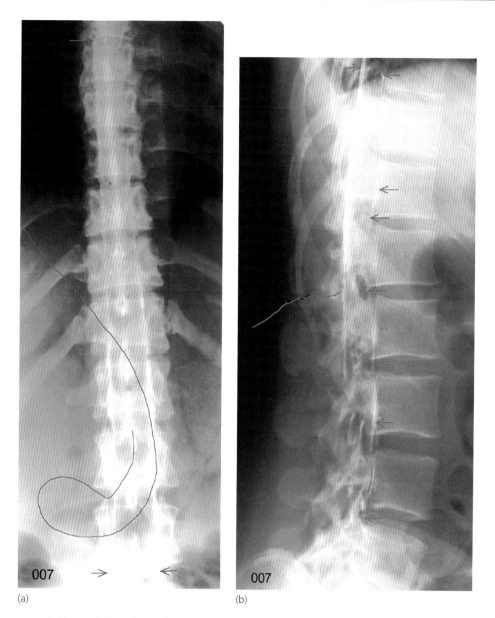

(a)　　　　　　　　　　　(b)

图 5.2　(a)正位像显示高位阻滞后双侧 T4–L4 的硬膜下间隙显影(箭头),呈现"铁轨"征。(Reproduced from Collier CB, Gatt SP, Lockley SM. *Br J Anaesth* 1993;70:462–465 with the kind permission of Oxford Journals and the authors)。(b)侧位像显示前、后两条硬膜下间隙显影(红色箭头),两者之间有少量造影剂分布。椎间孔(蓝色箭头)无造影剂显影,是一大特征。(待续)

醉药。6h 后,行造影检查。

硬膜外造影所见:显著的右侧硬膜下显影

　　注射 6mL 造影剂后可见导管末端位于 L1–L2 中线右侧,指向尾端。最初造影剂扩散迅速,优先填充了右侧的硬膜下间隙 T6–L4

节段(图 5.3a)。少量造影剂随后扩散至左侧,形成 T6–L1 非常模糊的一条显影,且中间区域造影剂分布极少。硬膜下间隙显影的特征是在神经根近心端形成小范围蝌蚪样聚集,蝌蚪头端分布居中,尾端向两侧弯曲变细(图 5.3b,

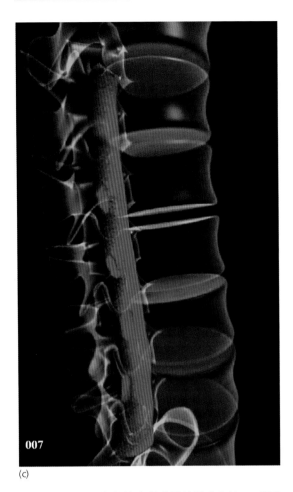

007

(c)

图 5.2(续) （c）根据该患者造影结果建立的 3D 模型
（3D Studio Max）。

箭头），代表造影剂从硬脊膜和蛛网膜之间扩
散至神经节内或神经周围淋巴组织内的淋巴
间隙的过程。

侧位像（图 5.3c）显示前后模糊变细的两
条显影（红色箭头），在 T12-L1 节段有少量造
影剂聚集于中间。椎间孔无显影（蓝色箭头）。

5.2 硬膜内注射

上述 3 例是由于大量的硬膜下注射造成
了高位阻滞[7,8]，与另外 10 例最初表现为"硬
膜外"阻滞不全的产妇形成鲜明对比[12]。后者

的影像学表现既不像硬膜外也不像硬膜下注
射，造影剂垂直局限分布并快速形成高密度
团块[12-14]。我们当时认为这些病例是"非典型
硬膜下注射"，但随后，为清晰阐述这种情况，
我们根据影像学发现和 Reina 等[15]在电子显
微镜下的发现引入了"硬膜内注射"的概念。

5.2.1 影像学表现

5.2.1.1 典型的硬膜内影像

在 X 线下对这 10 例患者注射造影剂，发
现造影剂最初在局部聚集，这一现象已无法和
硬膜下注射特征性的纤细或束状柱形显影（图
5.2 和图 5.3）或硬膜外注射表现相混淆。在典
型的正位像中（图 5.4a），硬膜内造影剂分布呈
高密度"香肠样"团块，覆盖 1~3 个椎体节段，
但侧位像的特点是随着液体容量增大，团块逐
渐向前侧凸出（图 5.4b）。图 5.4c 是根据该患
者影像特点建立的 3D 模型。

其中 5 例患者在注射造影剂后出现了下
背部疼痛，当看到团块影不断膨胀时，应立刻
暂时停止操作。3 例患者在重新注射时又发生
疼痛，随后放弃注射，成像后显示所使用的造
影剂容量减少（图 5.4a、b，图 5.5 和图 5.6）。另
外 7 例患者，注射全剂量（10~12mL）造影剂后
X 线片显示 5 例患者有一定量的造影剂漏入
硬膜外间隙，1 例漏入蛛网膜下隙，1 例漏入
硬膜下间隙。后文 3 个病例描述了具体细节
（病例 5.4 至病例 5.6）。

5.2.1.2 硬膜内造影剂漏入硬膜外间隙

5 例患者均有造影剂从硬膜内间隙流入
硬膜外间隙，正位像显示硬膜外造影剂有 3 例
是单侧分布（图 5.7a、图 5.8a 和图 5.9a），且前
两例椎间孔有明显造影剂充盈。第 1 例中（图
5.7a）硬膜外造影剂逆向扩散至硬膜外导管附
近，填充了左侧硬膜外间隙的 L5-S2 节段，造

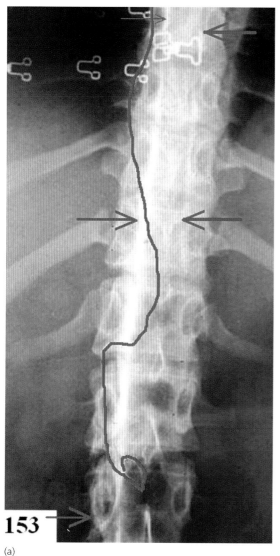

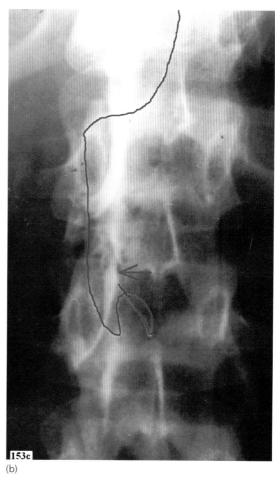

(a)　　　　　　　　　　　　　　　　　　　　　　(b)

图 5.3　（a）正位像显示右侧 T6–L4 的硬膜下显影（箭头），左侧也有模糊显影。（b）同一患者局部正位片详细显示其特征性改变，即围绕两个相邻神经根的硬膜下显影，后根神经节的轮廓已用箭头标出。（待续）

影剂从椎间孔溢出（蓝色箭头）。第 2 例（图 5.8）是同一患者 3 年后的硬膜外造影结果，同样是导管周围的造影剂优先漏入左侧硬膜外间隙，然后从 L4 椎间孔中溢出（图 5.8a，下方的蓝色箭头）。放射科医师的共识是一旦硬膜下间隙形成，即便不是永久性的，也会存在多年，行造影检查时穿刺针可反复进入该腔隙。硬膜内间隙的形成似乎也是如此。

第 3 例中（图 5.9a）右侧模糊的硬膜外显影（蓝色箭头）在硬膜内显影的高密度团块旁侧（红色箭头），但在侧位片中更明显（图 5.9b）。第 4 例中双侧的硬膜外显影十分明显（图 5.10a），其硬膜内显影密度较之前患者低（红色箭头），也是侧位片更明显（蓝色箭头，图 5.10b）。

在所有 5 例患者中，注射造影剂后最初都

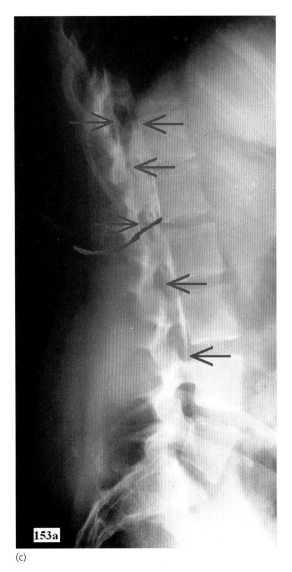

(c)

图 5.3（续） （c）侧位像显示模糊的前后两条硬膜下间隙显影（红色箭头）。中线附近只有少量造影剂，椎间孔无显影（蓝色箭头）。

是在硬膜内形成一个高密度影，再是造影剂漏入硬膜外间隙，推测是通过硬膜外导管周围渗漏，至少在前 4 例中是如此。

剩余 1 例中造影剂似乎有不同的扩散机制（图 5.11a），硬膜外造影剂似乎只在 T4 以上出现，而导管末端位于 L3 水平。遗憾的是，由于影像质量较差，使得这例患者造影剂扩散规

律的探究困难重重。

病例 5.4：高位硬膜内/硬膜外阻滞

一例 36 岁患者拟行第 5 次择期剖宫产，前 4 次硬膜外或腰硬联合麻醉均很成功，此次于 L3–L4 间隙行硬膜外穿刺。通过 Tuohy 硬膜外针分次给予 0.875% 罗哌卡因 17mL，给药时间超过 3min，注射期间发现可以轻松回抽部分局部麻醉药。拔掉注射器后，2~3mL 局部麻醉药（经检测其中不含有葡萄糖）从 Tuohy 硬膜外针尾端在一定程度压力下向外流出。20min 后双侧阻滞达 T6 水平，经硬膜外导管追加 10mL 局部麻醉药。10min 后，针刺感觉阻滞达 T4 水平，双下肢运动阻滞良好（Bromage 评分为 3 级），开始手术，但之后不久患者主诉双手麻木，有轻微呼吸和吞咽困难，伴有轻度低血压。针刺感觉阻滞达 T2 水平，但 20min 后平面开始消退。随后手术流程照常进行，并且她同意次日配合进一步检查。

硬膜外造影所见：高位硬膜内显影伴硬膜外渗漏

正位像中，硬膜外导管末端在 L3 水平居中，走行呈鸟嘴状（图 5.11a）。少量模糊的造影剂（红色箭头）围绕在导管末端周围，分布在 L2–L4 节段，可能为硬膜内间隙，因为其似乎连接于 T6–T12 节段的大片高密度硬膜内显影，其宽度填满整个椎管（图 5.11b，红色箭头）。在两个正位片中，团块的轮廓都很光滑，无毛刺，并且没有任何脊神经或神经根结构显露的证据。但在这片硬膜内团块之上，T4 水平，双侧椎间孔都有硬膜外造影剂渗出而呈模糊显影（图 5.11b），尽管该 X 线片质量较差且由于某种原因被截去顶端。

遗憾的是，侧位片（图 5.11c）也不完美，既无法显示导管末端的位置，也看不到高位硬膜

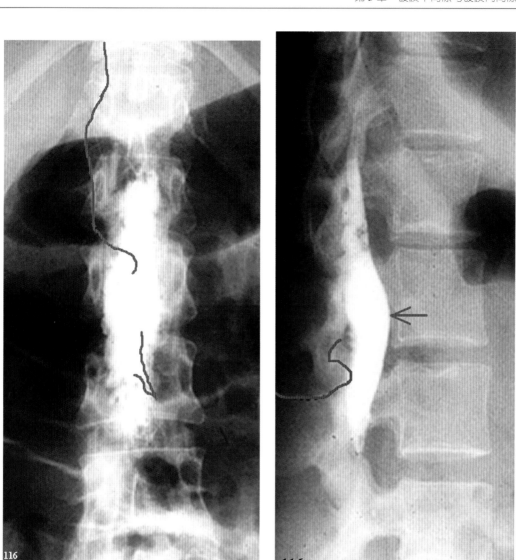

(a)   (b)

图 5.4 (a)胸腰段正位像显示硬膜内高密度"香肠样"团块影。(b)侧位像显示同一患者硬膜内显影团块膨胀凸出(箭头)。(待续)

外造影剂,但显示了后侧广泛的 T6–T11 节段硬膜内造影剂扩散,同时可见前侧有间断的凸起(或凹陷),明显与椎间盘无关联。这种"圆齿状"的现象以前从未被我们发现,但 Nir Hoftman(来自美国加州大学洛杉矶分校医学中心)提供了一例几乎完全相同的影像 (图 5.12),该病例是针对一名 23 岁产妇实施分娩镇痛,尝试了若干次硬膜外穿刺但反复穿出 CSF,其正位

片(图 5.12a)可见相同的"香肠样"团块,侧位片中可见相似的圆齿状外观(图 5.12b)。

我们患者的高位阻滞似乎是由于局部麻醉药从硬膜内间隙漏入硬膜外间隙所致。硬膜外导管周围的局部麻醉药逆向扩散可能导致了高位阻滞,上行扩散的硬膜外造影剂部分被前方的肠管阴影和上方的硬膜内显影遮挡。硬膜内的局部麻醉药不可能撕裂完好无损的胸

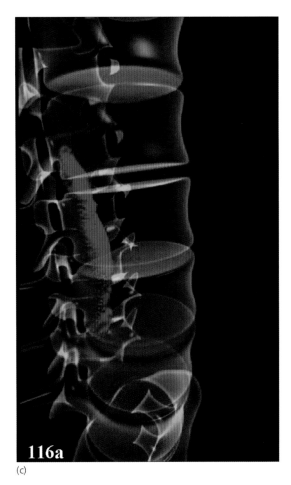

116a

(c)

图 5.4(续) (c)同一患者的 3D 影像模型(3D Studio Max)。(Parts a and b reproduced from Collier CB. *Reg Anesth Pain Med* 2004;29:45–51, with the kind permission of Lippincott Williams & Wilkins.)

段硬膜，除非此处硬膜有局部缺陷，此类高位阻滞背后的确切机制还有待推敲。

5.2.1.3 典型的硬膜内造影侧位像

向前凸出的造影剂团块被看作是硬膜内注射的特征性影像。在一些病例中，侧位片只有单个凸起(图 5.4b 和 5.5b)，但在另一些病例中，有 2 个凸起 (图 5.9b)、3 个凸起 (图 5.6b)，或者如上文在胸段有多个膨胀凸起(图 5.11c 和图 5.12b)。

5.2.1.4 硬膜内阻滞和 SBO

在我们 10 例硬膜内阻滞患者的影像结果中意外发现 5 例患有 SBO。在我们的观察病例中，产妇 SBO 总体发生率为 21%，而此处为 50%。人们曾多次尝试将意外发现的 SBO 和多种临床现象相联系，但很少能成功。因此，此处形成了一个有意思的假设，可以认为 SBO 与先天性硬膜缺陷有一定关联，可能引起硬膜内注射，但需要大量的证据，该内容将在第 8 章进行讨论(见"8.5 隐性脊柱裂")。

5.2.2 硬膜内阻滞的临床表现

在这 10 例患者的研究中，4 例处于临产阶段，4 例中的 2 例在前次分娩中取得过满意的硬膜外阻滞效果。1 例患者转为急诊剖宫产，其余 3 例仍经阴道分娩。另外 6 例患者则是直接在硬膜外麻醉下行再次剖宫产。使用的局部麻醉药为浓度适当的布比卡因、利多卡因或罗哌卡因，受麻醉医师个体选择的影响，某些病例局部麻醉药中混有肾上腺素、芬太尼或哌替啶。

这 10 例进行硬膜内阻滞患者的临床特点描述如表 5.1(右侧列)。这些特点在许多方面与硬膜下阻滞(表 5.1，左侧列)截然不同。

(1)在所有病例中，硬膜外针穿刺和导管放置都很顺利，大部分是由经验丰富的产科麻醉医师操作。

(2)都有缓慢起效的不完全阻滞，超过 40min。

(3)起初阻滞扩散范围局限，平面低且限制在几个相邻的皮区内，常发生单侧明显阻滞。

(4)追加局部麻醉药(10~20mL)15~30min后，8 例阻滞可达临床满意效果，推测是由于延迟的硬膜外扩散所致。6 例行择期剖宫产患者中的 2 例在分离腹膜时主诉轻微的腹部不

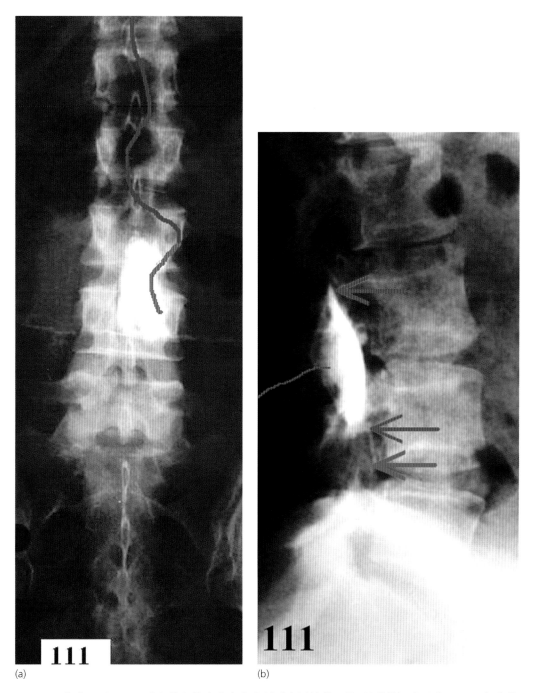

(a)　　　　　　　　　　　　　(b)

图 5.5　(a)正位像显示 L3–L4 节段体积较小的高密度硬膜内团块状显影,硬膜外间隙不明显。(b)侧位像显示硬膜内膨胀凸出的显影团块(红色箭头),在 L3–L4 之间。前方模糊的显影区域(蓝色箭头)可能是早期的硬膜外造影剂渗漏。

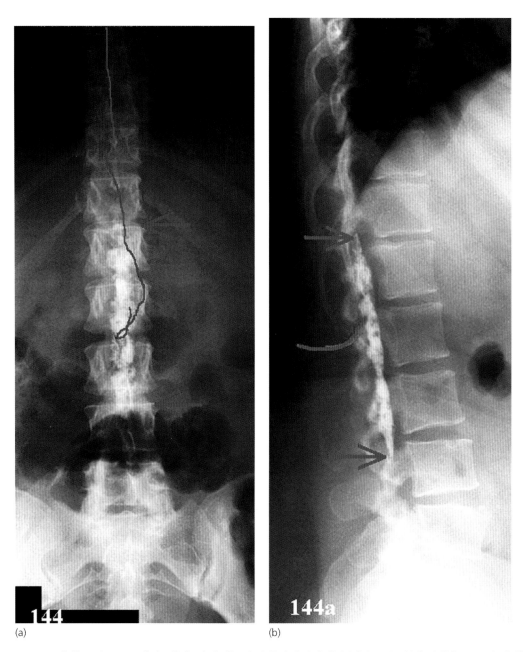

图 5.6 （a）正位像显示 L1–L4 节段（箭头）中线附近密度较高的窄条状硬膜内显影，轮廓稍模糊。（b）侧位像显示 L1–L4 节段的后侧硬膜内显影团块（箭头）。

适，尽管术前针刺感觉阻滞已经达到了 T4 水平，但这 8 例的麻醉效果都很满意，无须静脉辅助药物。2 例临产后尝试阴道分娩的患者，追加药物都在初次阻滞后的 1h 以后，其中一例发生全脊髓麻醉，另一例发生高位硬膜下阻滞（描述如下）。另外两例经阴道分娩的患者，主诉在分娩时有中等程度但短暂的会阴部疼痛。

（5）5 例患者主诉在硬膜外置管或经导管注射局部麻醉药或之后造影时出现不典型疼

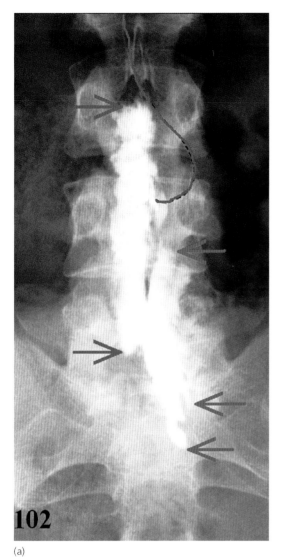
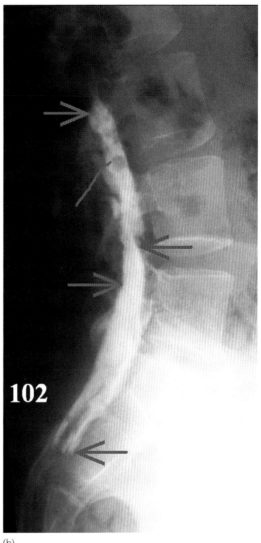

(a)　　　　　　　　　　　　　　　　　　(b)

图 5.7　(a)正位像显示 L3–L5 节段居中的硬膜内高密度显影(红色箭头),邻近的 L4–S1 硬膜外(蓝色箭头)显影。L5 和 S1 椎间孔可见造影剂漏出(下方蓝色箭头)。S1 可见轻度 SBO,但在此图中显示不清晰。(b)侧位像可见硬膜内(红色箭头)和硬膜外(蓝色箭头)显影重叠聚集。(待续)

痛。这种疼痛通常很短暂,只是背部钝痛,但偶尔比较严重。

(6)剖宫产术后 PCEA 注射哌替啶(30~50mg 溶于 10mL 溶液,每 1~2h 追加),4 例患者在相应皮区出现强烈的麻木感,影响双下肢、背部或会阴部,持续 30~60min。

病例 5.5:硬膜内注射后全脊髓麻醉

硬膜外分娩镇痛后的全脊髓麻醉事件。一名初产妇产程初期顺利实施硬膜外分娩镇痛,给药剂量为 0.125% 布比卡因 16mL,但产妇主

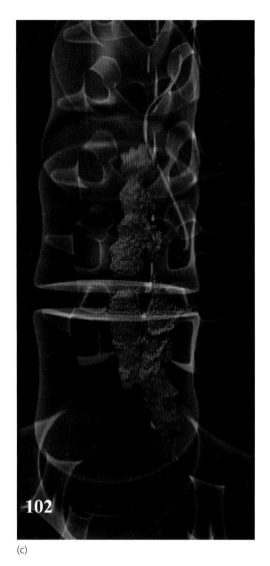

(c)

图 5.7(续) (c)同一患者的 3D 模型(3D Studio Max; 为明确区别于位于"硬膜外"的导管,此处导管显示为 蓝色)。

诉疼痛的缓解只是"断断续续",并出现左下肢 麻木和沉重(Bromage 评分为 2 级)。80min 后 因胎儿窘迫转急诊剖宫产,回抽无 CSF 后,追 加配伍肾上腺素的 2%利多卡因 10mL, 无异 常,2min 内注射完毕。2min 后, 回抽无 CSF 后,再次追加 10mL 药液,患者当即出现昏迷, 出现严重的低血压和窒息。复苏后患者在全麻

下进行手术,3h 后恢复意识,6h 后阻滞完全消 退。此时经导管可回抽出 CSF,随即进行造影 检查。

硬膜外造影所见:硬膜内联合蛛网膜下 隙显影

正位像显示导管末端位于 L3 椎体后方正 中,在 L2-L3 节段(图 5.13a,红色箭头)有一 小片高密度的硬膜内显影覆盖蛛网膜下隙线 性显影区域。蛛网膜下隙显影有一特征性的水 平上界,位于 L1 水平(蓝色箭头),但可随患者 体位变动而自由移动。侧位像(图 5.13b)显示 导管从后侧进入硬膜内一个狭长的团块,后者 从 L2 延伸至 L5(红色箭头)节段,前侧是蛛网 膜下隙模糊的线性显影(蓝色箭头)。患者恢复 良好,未发生硬膜穿破后头痛。

图 5.17k 是电子显微镜下 (M.A.Reina 教 授,马德里,西班牙)显示出硬膜外导管是如何 从硬膜内间隙移位进入蛛网膜下隙的。

病例 5.6:硬膜内注射后高位硬膜下阻滞

一名初产妇在产程中行硬膜外阻滞,给予 配伍肾上腺素的 0.25%布比卡因 14mL,5min 注射完毕。镇痛效果良好,感觉阻滞从 T8 延 伸至 L4 伴轻度低血压。

3h 后,回抽无液体,追加 12mL 相同药 液,2min 注射完毕。15min 后发生低血压 (90/50mmHg)。25min 后,患者主诉整个身体 麻木感至锁骨水平,伴随有左侧上肢、双下 肢、胸廓和会阴部感觉迟钝。针刺感觉阻滞 左侧达 C3 水平,右侧达 T2 水平。左手有轻 微的肌力减退,双下肢无法运动(Bromage评分 为 3 级)。双侧瞳孔无异常改变。呼吸出现轻 微不协调。液体治疗低血压有效,其后维持稳 定(135/80mmHg)。由于胎心慢,采用产钳成功 分娩胎儿,4h 后阻滞完全减退。

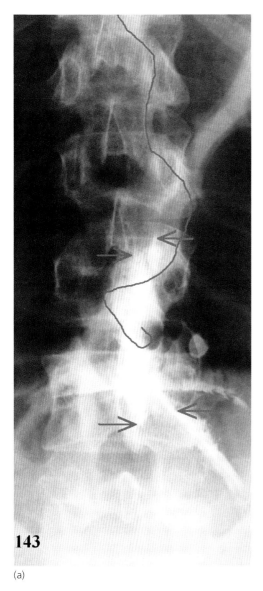

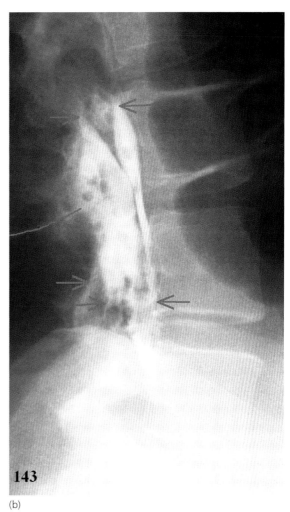

(a)

(b)

图 5.8 (a)图 5.7 同一患者 3 年后的造影结果,正位像上硬膜内显影(红色箭头)从 L3 扩展至 L4,在相同节段向硬膜外间隙发生渗漏,在 L4 可见明显椎间孔溢出(下方蓝色箭头)。SBO 依然显示不清。(b)侧位像显示 L3-L4 节段的后侧硬膜内高密度显影(红色箭头),前侧硬膜外显影(蓝色箭头)以及 L4 神经根处造影剂渗出(蓝色箭头)。

硬膜外造影所见:硬膜内联合硬膜下显影

4h 后注射造影剂(8mL),正位像最初显示导管末端位于 L3 水平正中位,在 L3-S1 节段(红色箭头,图 5.14a)出现低位的硬膜内"香肠样"显影,在侧位像上向前方椎管内凸出(红色箭头,图 5.14c)。正位像随后显示双侧硬膜下造影剂由 L3-T8 向头侧延伸(蓝色箭头,图 5.14a),L4 以上的神经根部分显影。硬膜下和硬膜内的显影部分重叠,无明显界限。硬膜内显影的尾端边界的放大视野图在图 5.14b 体现,可见 S1 水平有 SBO(黄色箭头)。

侧位像的上半部分显示了前后两列造影

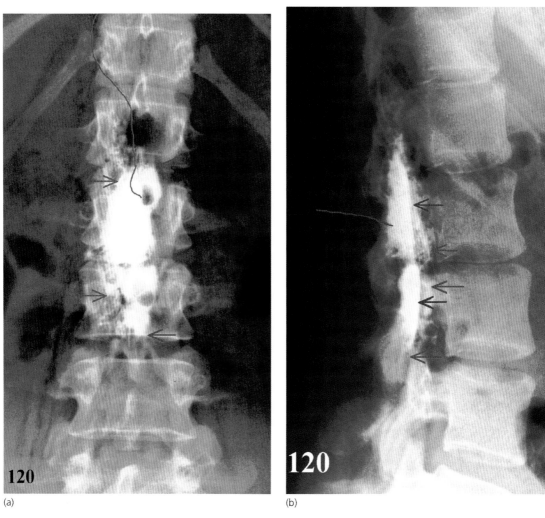

(a)　　　　　　　　　　　　　　　　(b)

图 5.9 (a)正位像显示 L1–L3 处(红色箭头)体积小但高密度居中的硬膜内显影，在同节段水平偏右侧有少量硬膜外造影剂漏出(蓝色箭头)。(b)侧位像显示两处凸出的硬膜内显影(红色箭头)，前方有少量硬膜外造影剂漏出(蓝色箭头)。

剂形成的"铁轨"征(蓝色箭头，图 5.14c)，之间的椎间孔无充填，这是硬膜下阻滞的典型特征[7]，图 5.14d 是建立的三维模型。患者恢复良好。

5.3 讨论

5.3.1 硬膜下/硬膜内解剖结构

　　硬膜下间隙已被麻醉医师和影像科医师所熟知，它是一个容易由硬膜外针或腰麻针或导管误入的腔隙，但直到现在，关于该区域显微解剖结构的细节了解甚少，并且公开发表的

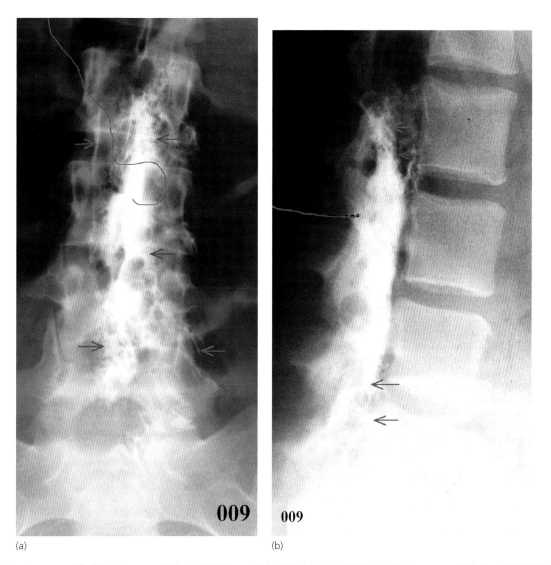

图 5.10　(a)正位像显示 L3–L4 节段(红色箭头)—高密度居中的小块硬膜内显影,在 L2–L5 节段有双侧硬膜外造影剂漏出(蓝色箭头)。S1 可见 SBO。(b)侧位像显示 L2–L5 节段(红色箭头)后侧高密度硬膜内显影,在其上下两端有不连续的硬膜外渗漏(蓝色箭头)。

影像图片总是相互矛盾。如图 5.2a 显示了高位硬膜下阻滞(至 T2)的典型图像,即大量细条状竖列平行的显影,然而其他发表的文章中同样标注为"硬膜下注射"(图 5.15)[16],显示的图像截然不同,正位片中有高密度"香肠样"显影,侧位片中显影凸向蛛网膜下隙,与我们硬膜内阻滞的图片十分相似。很难将两种造影成像完全不同的病例都诊断为"硬膜下阻滞",让人不得不考虑可能存在两个相互比邻却独立的腔隙。

至于解剖方面,最近研究发现硬膜下间隙并不是以往认为的一个潜在腔隙,而仅是由于创伤和组织损伤造成的脑膜破裂[15-18]。Reina 等[15]报道蛛网膜与硬膜的最内层相邻处存在一个致密的层状结构,且蛛网膜内存在小梁状结构,像蜘蛛网一样伸向软脊膜覆盖在脊髓和

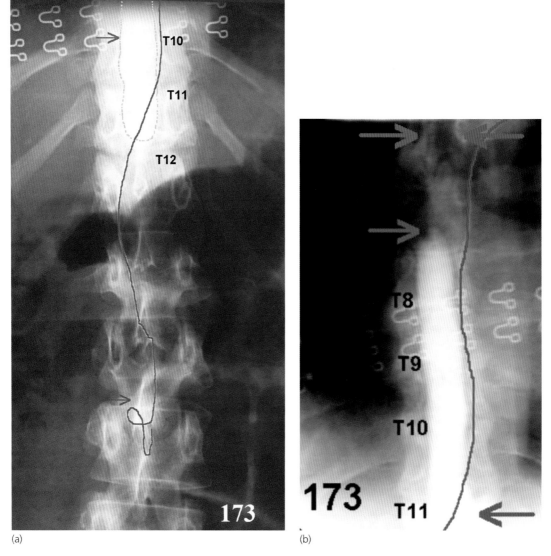

图 5.11 (a)正位像(仅下半段)。导管末端在 L3 水平(红色箭头),周围有模糊的硬膜内造影剂显影,高密度的硬膜内造影剂团块位于上方(绿色虚线圈出,蓝色箭头),起始于 T12,在该图像上终止于 T9,但实际一直延伸至 T6(下一张图所示)。(b)正位像(仅上半段),硬膜内显影团块向上延伸至 T6(红色箭头),同时在双侧 T4 椎间孔处有硬膜外造影剂显影(蓝色箭头)。(待续)

神经根上(图 5.16a,左侧)。在蛛网膜层状结构和硬膜内表面之间,他们发现一种细胞界面结构,称作硬膜-蛛网膜交界或硬膜下区域。这一区域由神经上皮细胞和其外包裹的无定型物质组成(图 5.16a,右侧)。未损伤组织就没有硬膜下间隙,但他们发现一旦神经上皮细胞受

到机械外力,注射空气或水发生破裂后,即可形成硬膜下间隙(图 5.16b)。这同样会使界面的不定性物质中产生裂痕。裂缝容易向薄弱区域扩散,尤其是含大量不定性物质的侧面[15]。这些裂缝互相连接后就产生了作者所谓的初级硬膜下间隙(图 5.16a,右侧),这些腔隙有可

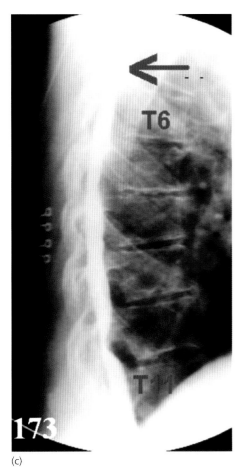

(c)

图 5.11(续)　(c)侧位像显示后方硬膜内高密度的显影柱由 T12 延伸至 T6(红色箭头),并在不同的位置有多个凸起。

能很短,也有可能延伸至脊柱全长,间或进入颅腔。将常规硬膜外药量注射进入这些初级硬膜下间隙就会出现临床上所见的硬膜下广泛阻滞的症状和表现,严重病例中会出现呼吸暂停和意识丧失。

Reina 等[15]也描述了大量与初级腔隙相平行的次级硬膜下间隙(图 5.17a)。有些次级腔隙要比初级腔隙更表浅,侵入了硬膜内。在这些区域,硬膜的主要成分胶原纤维分布非常稀疏。因此,当造影剂注射进入该区域,或次级硬膜下间隙,可能会造成局部团块状膨胀,同时

剩余的硬膜和蛛网膜向前球形凸出,正如我们造影片中所示[16]。我们更倾向于称这一区域为"硬膜内"间隙,而不是次级硬膜下间隙,这是为了更好地区别于初级硬膜下间隙,这在过去造成了一些概念上的混淆。

M.A.Renia 教授友好地提供了一些尸体解剖的电镜下图片。他指出硬膜的厚度为 250~400μm。硬膜囊水平的硬膜标本各层由 80 束界限明确的纤维组成。这些纤维束呈同心圆状或呈薄层状分布(图 5.17b),直径为 4~6μm,由 10~12 根胶原纤维和少量弹力纤维组成(图 5.17c)。每一层纤维都沿着硬膜囊呈圆形排列(图 5.17b)。每一层纤维厚度取决于组成每层的胶原纤维数量。硬膜标本的各层经脱水处理后可分离开来,同时保持其形状不变,即人工形成了硬膜内间隙(图 5.17c~e)。我们相信,无论是人为造成还是针/导管置入造成的硬膜内间隙,都源自其硬膜内层与层之间的分离而非硬膜本身的撕裂[19]。硬膜内间隙和硬膜呈同心圆且平行分布。

硬膜内间隙,或第四腔隙和硬膜下间隙,在图 5.17f、g 中清晰可见。Reina 还将硬膜外导管置入硬膜下间隙(图 5.17h)和硬膜内间隙(图 5.17i)。移除硬膜内的导管后,留下一个腔隙(图 5.17j)。图 5.17k 显示硬膜内导管是如何移位至蛛网膜下隙,正如上文中病例 5.5 中所出现的情况。导管移除后再次出现了一个腔隙(图 5.17l)。

图 5.18a 展示了液体填充硬膜内间隙的过程。根据我们的硬膜外造影和电镜下硬膜-蛛网膜交界结构的发现,图 5.18 中模拟描述了造影剂注射后在解剖结构中的填充过程,并采用 Adobe Photoshop (Adobe Systems, Chatswood, NSW, Australia) 和 Autodesk Combustion (Autodesk, Inc, San Rafael, CA, USA)软件来建立了完整图形。

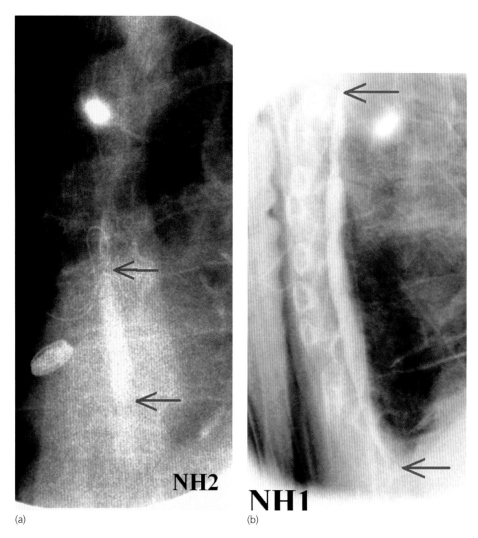

(a)　　　　　　　　　　(b)

图 5.12　(a)一名 23 岁产妇尝试时硬膜外阻滞发生硬膜穿破,随后行造影检查,正位像可见在胸椎中段的高密度硬膜内显影,与图 5.10 相似。(b)同一患者的侧位像显示后方高密度的硬膜内显影,位于胸椎中段(红色箭头),且在多个位置有凸起(或压痕),与图 5.11c 几乎完全一样。(Images kindly supplied by Nir Hoftman, University of California Los Angeles Medical Center, USA.)

　　继续注射有可能会造成液体逆向溢出至导管附近的硬膜外间隙(图 5.18b),或者撕裂前侧剩余的硬膜层,使得液体流入硬膜下间隙(图 5.18c)。有时蛛网膜也会被撕裂,液体会进入蛛网膜下隙(图 5.18d)。后者的发生是近年来被研究者陆续提出的假设[1,20],但证据尚不确凿。在所有情形中,我们都是假定造影剂的扩散就能够反映先前局部麻醉药的分布,才能用于临床现象的解释。

　　总之, 硬膜内注射的造影表现与真正的硬膜下阻滞完全不同,但遗憾的是,过去许多影像学医师和麻醉医师都笼统地定义其为"硬膜下"[4,16]。

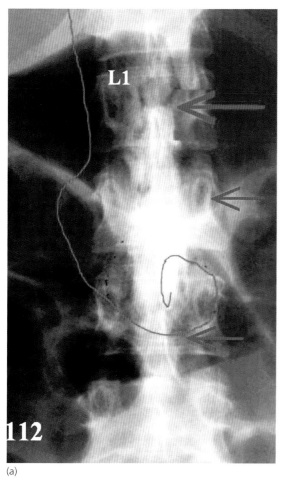

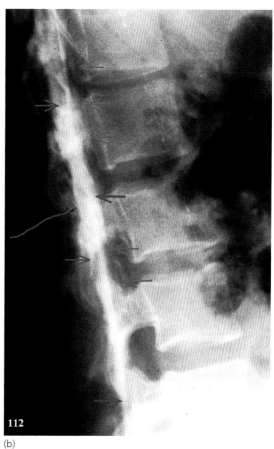

(a)　　　　　　　　　　　　　　　　　　　(b)

图 5.13　(a)正位像显示 L2–L3 节段围绕在导管末端周围(红色箭头)的高密度硬膜内显影,以及蛛网膜下隙显影的水平上界(蓝色箭头)。(b)侧位像显示 L2–L4 节段(红色箭头)后方的硬膜内显影,及其前方呈模糊线性条纹样的蛛网膜下隙显影(蓝色箭头)。

5.3.2 硬膜下/硬膜内阻滞的临床表现

硬膜内阻滞的临床表现与硬膜下阻滞非常不同,至少在初始,硬膜内阻滞呈现为失败或不完全的阻滞,而非广泛阻滞。对于分娩中的产妇,一些不完全阻滞容易被忽略,但在剖宫产前行平面测试时非常明显。大部分麻醉医师在遇到阻滞不全时会加量注射局部麻醉药。这在我们研究的大部分患者中都能达到最终效果,或许与局部麻醉药逆行向硬膜外间隙渗漏有关。然而,需要关注的是,应牢记有两例患者发生延迟的高位阻滞。

硬膜内阻滞的另一个异常临床表现是一些患者在"硬膜外"导管置入和局部麻醉药或造影剂注射过程中会感到疼痛,而另一些患者术后注射哌替啶后会有麻木感。疼痛可以解释为硬膜内的液体聚集后向前方凸出,液体聚集的区域可能超过椎管前后径的一半,所以触碰到马尾神经根或高平面的脊髓。麻木感主要是由于哌替啶聚集在硬膜内间隙扩散受限,造成积聚在脊髓背侧的药物浓度过高,加强了阿片类药物的局部麻醉作用。

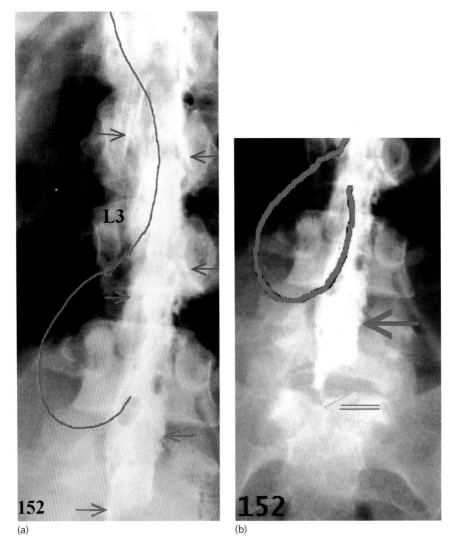

图5.14 (a)胸腰段脊柱的正位像显示 L3-S1 节段硬膜内显影(红色箭头)，上界和硬膜下显影融合，后者显示出 L2-L3 和 L3-L4 神经根的轮廓(蓝色箭头)。(b)同一患者正位像中低位腰椎和骶部局部特写，显示硬膜内显影的下端达 L5(红色箭头)和 S1 水平的 SBO(黄色箭头)。(待续)

假定行硬膜内注射后发生全脊髓麻醉，且可回抽出 CSF，也许可以解释过去的一些难以解释的现象，如一些患者在某些时候发生加药后昏迷，多在已获得满意硬膜外阻滞之后的数小时[20-23]。这些病例在当时多归因于导管移位或是多腔隙阻滞。

5.3.3 硬膜下/硬膜内阻滞的发生率

关于硬膜内注射的准确发生率还未知，因为我们最近才开始进行关于延迟阻滞的特殊研究，研究对象有额外局部麻醉药追加及出现延迟的蛛网膜下隙阻滞且回抽可见 CSF。先前，我们拒绝接收一些转诊到我处的病例，是因为我们盲目相信他们的导管一定完全在鞘

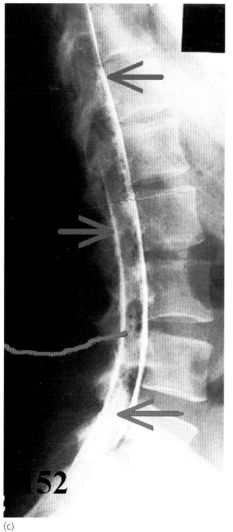

(c)

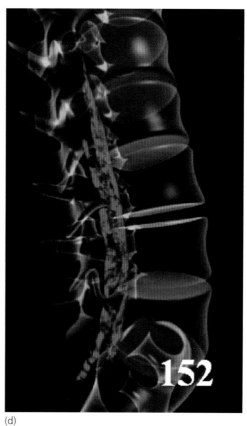

(d)

图 5.14(续) (c)胸腰段脊柱的侧位像显示 L3-S1 的硬膜内显影(红色箭头)和上方呈"铁轨"样的硬膜下显影(蓝色箭头)。(d)同一患者的三维立体成像模型(3D Studio Max)显示了下方的硬膜内显影与上方的硬膜下显影相融合。(Parts a and c reproduced from Collier CB. *Anaesth Intens Care* 1992; 20:215-232 with the kind permission of The Australian Society of Anaesthetists Ltd.)

内,也无法获得有用的调查数据。

在我们接触到的病例中,硬膜内的发生率较高,约每 500 名尝试腰段硬膜外阻滞的产妇中发生 1 例,高于硬膜下阻滞,后者发生率约为 1/3000 产科病例,但有许多病例可能并未被识别出。无论硬膜内阻滞的发生率是多少,它都是阻滞失败或阻滞不全的一个罕见原因。

更常见的原因是硬膜外导管通过椎间孔移位、隔膜阻断或骨结构异常,如脊柱侧凸或脊柱手术史[22]。

5.3.4 硬膜内阻滞的病因学

发生硬膜内注射的原因不明,但有一种解释可能是由于之前导管置入或血补片造成了

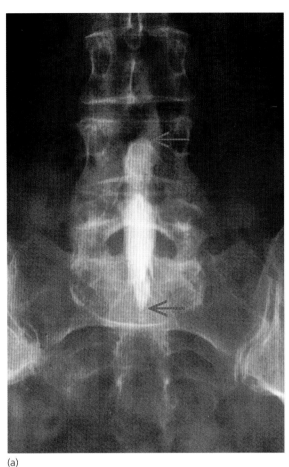
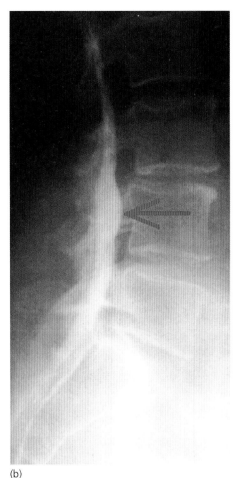

(a)　　　　　　　　　　　　　　　　　(b)

图5.15　(a)公开刊物上标注"腰椎硬膜下显影正位像"(箭头)的图片。(b)公开刊物上标注"腰椎硬膜下显影侧位像"(箭头)的图片。(Figures modified from Ajar AH, Rathmell JP, Mukherji SK. The subdural compartment. *Regional Anesthesia and Pain Medicine* 2002;27:72–76, with permission.)

硬膜外间隙和硬膜–蛛网膜之间形成瘢痕或粘连。长期使用硬膜外导管会造成硬膜外间隙的纤维化[24]。我们的10例患者中有6例都有硬膜外麻醉下剖宫产史,术后导管原位留置24~48h提供术后镇痛,还有2例患者先前都有成功的硬膜外镇痛下顺产史。1例患者间隔3年两次顺利分娩,但两次均发生硬膜内阻滞。从这点来说,或许我们可以推测,硬膜内间隙一旦出现可能会持续存在,类似于硬膜下间隙的形成,后者得到许多放射科医师的证实,他们在多年前曾发生硬膜下阻滞的患者身上行再次脊髓造

影检查时仍会发现硬膜下间隙的存在。

如何解释硬膜内阻滞的发生率以及与SBO的可能关联还需要进一步的工作。异常阻滞诊断的金标准仍旧是放射造影,最好是由麻醉医师亲自操作,可以观察到造影剂的流向并记录患者的任何疼痛和不适。

5.4 结论

硬膜内间隙是尝试硬膜外阻滞时"第四个可误入的歧途"。然而局部麻醉药意外注射进

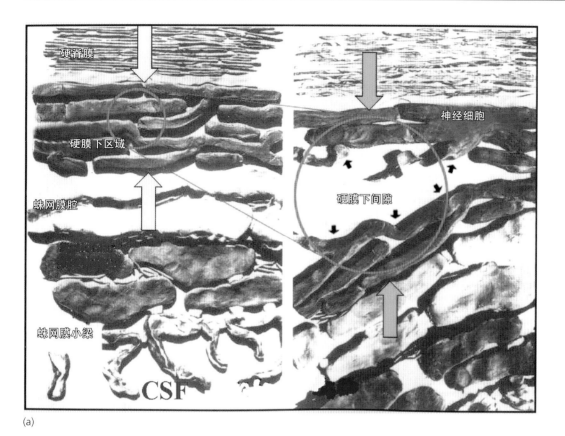

(a)

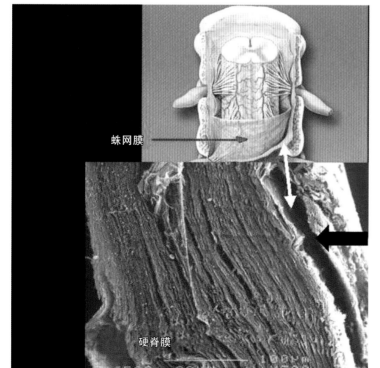

(b)

图 5.16 （a）两幅插图描绘了硬膜–蛛网膜区域的解剖结构，左侧的黄色箭头之间即硬脊膜–蛛网膜交界处完整未被破坏的硬膜下结构；右侧图中绿色箭头之间，该结构被破坏，形成了硬膜下间隙。（b）上方的插图描绘了将密集的硬脊膜（黄色）与轻薄的蛛网膜剥离，形成了硬膜下间隙，后者在下方的电镜照片中清晰可见（黑色箭头）。（Both a and b are based on illustrations kindly supplied by Professor M. A. Reina, Madrid, Spain.）

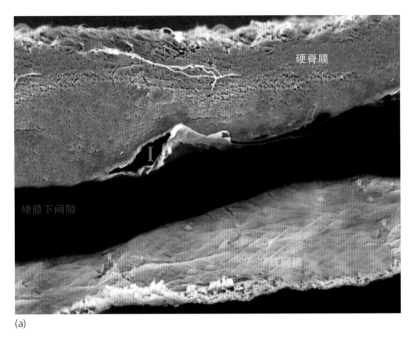

(a)

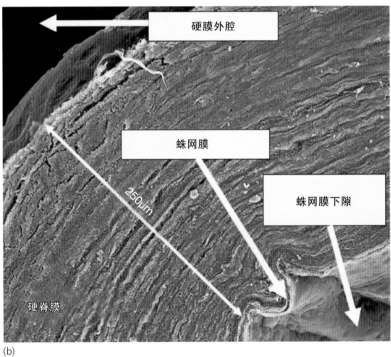

(b)

图 5.17　扫描电子显微镜下的解剖结构。(a)位于硬脊膜和蛛网膜之间的硬膜下间隙。硬膜内间隙(I)与硬膜下间隙平行,位于硬脊膜深层。(b)硬膜由呈同心圆排列的薄层组成(×300)。(待续)

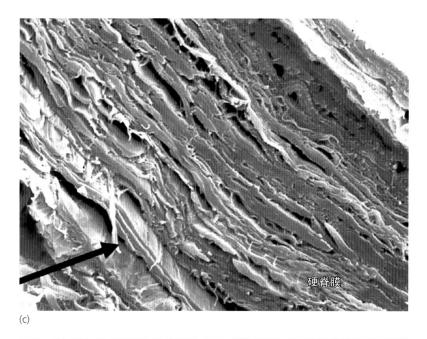

(c)

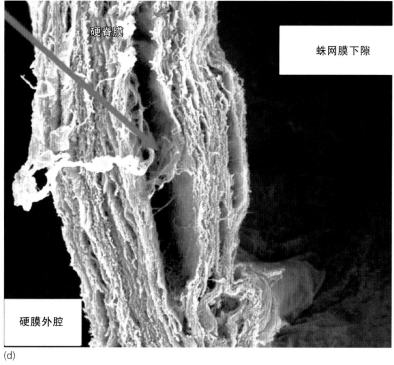

(d)

图 5.17(续)　(c)呈同心圆排列的硬膜各层和一个人为制造的闭合硬膜内间隙(箭头)(×300)。(d)硬膜各层和一个人为制造的闭合硬膜内间隙(箭头)(×300)。(待续)

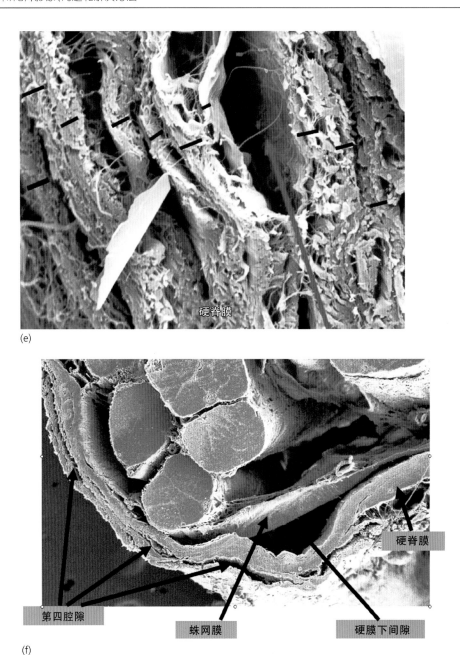

图 5.17(续)　(e)增强扫描电镜下的单个硬膜层(黑色线)，包裹着人为制造的硬膜内间隙(箭头)(×2000)。(f)腰段硬膜囊，被蛛网膜包裹的马尾神经根位于图片上方，下方是硬膜内间隙和硬膜下间隙(×25)。(待续)

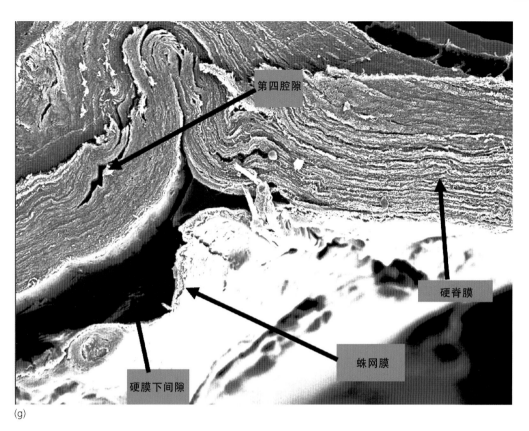

(g)

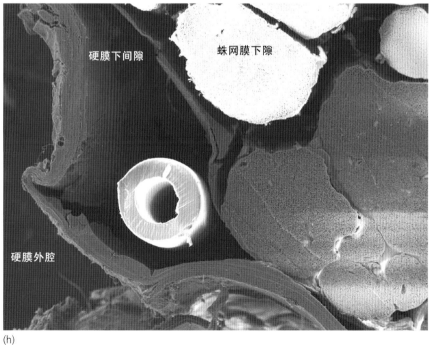

(h)

图 5.17(续)　(g)腰段硬膜、硬膜内间隙(第四腔隙)和硬膜下间隙(×25)。(h)腰段硬膜下间隙的硬膜外导管,马尾神经根分布在右上方(×25)。(待续)

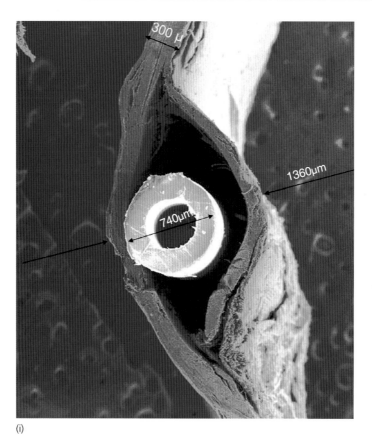

(i)

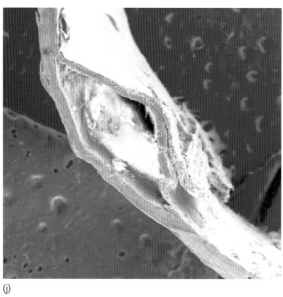

(j)

图 5.17（续）　（i）硬膜外导管置入硬膜内，"硬膜内间隙"，显示硬膜厚度为 300μm，包含导管的硬膜厚度为 1360μm（×25）。(j)（与 e 图为同一样本）硬膜内的导管移除后留下的腔隙（×20）。（待续）

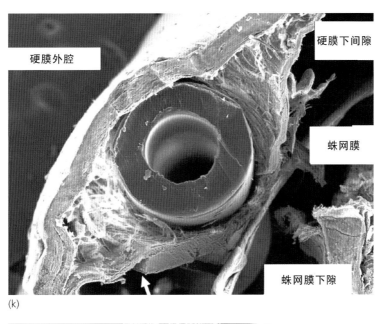

硬膜外腔

硬膜下间隙

蛛网膜

蛛网膜下隙

(k)

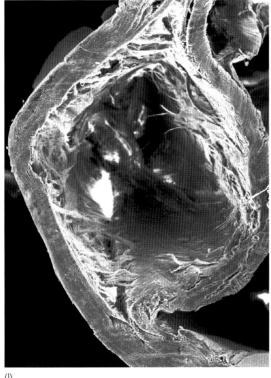

(l)

图 5.17(续)　(k)硬膜外导管从硬膜内间隙移位至蛛网膜下隙,箭头提示硬膜穿破的区域(×40)。(l)(与 k 图为同一样本)硬膜内导管移除后在硬膜内留下的腔隙（×75）。(All the SEM images are based on illustrations kindly supplied by Professor M. A. Reina, Madrid, Spain.)

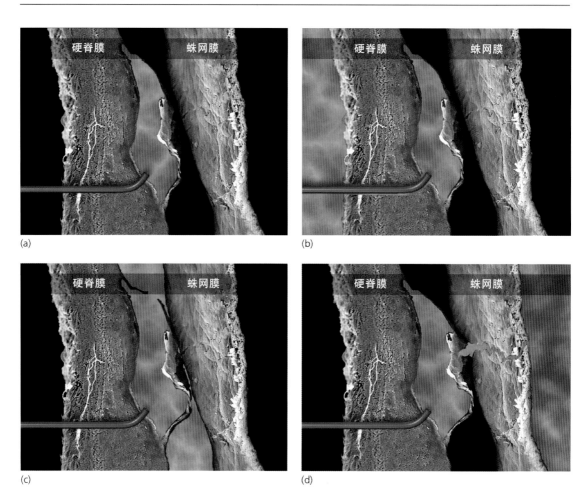

(a)
(b)
(c)
(d)

图 5.18　(a)图中模型显示了液体阴影(橙色)充盈硬膜内间隙,凸向椎管方向。(b)液体从硬膜内间隙溢出至硬膜外间隙,聚集在"硬膜外"导管周围。(c)随着封闭的硬膜内层破裂,液体从硬膜内间隙溢出至硬膜下间隙。(d)随着周围硬膜和蛛网膜的破裂, 液体从硬膜内间隙溢出至蛛网膜下隙。(Images supplied by Professor M. A. Reina, Madrid, Spain.)

入真正的硬膜下间隙往往会造成可能危及生命的广泛阻滞,但局部麻醉药意外注射进入硬膜内间隙似乎仅会造成药液在硬膜内局部聚集形成肿胀,可能会造成短暂的疼痛和局限的区域阻滞, 至少最初的临床表现应该是这样。反复追加药量可能造成局部麻醉药从硬膜内间隙溢出进入硬膜外间隙,并且最终产生满足临床需求的阻滞效果。然而,也有造成广泛阻滞的潜在风险,随着硬膜层的破裂,甚至蛛网膜层的破裂,硬膜内腔的药液会转移到硬膜下间隙或蛛网膜下隙。当阻滞不全需反复增加局部麻醉药时,建议密切监护患者,并反复测试导管内是否能回抽出 CSF。

（汪愫洁 译　李瑞萍 校）

参考文献

1 Reynolds F, Speedy HM (1990) The subdural space: the third place to go astray. *Anaesthesia*; 45:120–123.

2　Hoftman NH, Ferrante FM (2009) Diagnosis of unintentional subdural anesthesia/analgesia: analysing radiographically proven cases to define the clinical entity and to develop a diagnostic algorithm. *Regional Anesthesia and Pain Medicine*; 34:12–16.

3　Wills JH (2005) Rapid onset of massive subdural anesthesia. *Regional Anesthesia and Pain Medicine*; 30:299–302.

4　Stevens RA, Stanton-Hicks MA (1985) Subdural injection of local anesthetic: a complication of epidural anesthesia. *Anesthesiology*; 63:323–326.

5　De la Gala F, Reyes A, Avellanal M, Baticon P, Gonzalez-Zarco LM (2007) Trigeminal nerve palsy and Horner's syndrome following epidural analgesia for labour: a subdural block? *International Journal of Obstetric Anesthesia*; 16:180–182.

6　Collier CB (1998) *Atlas of Epidurograms; Epidural Blocks Investigated*. Informa Healthcare, London.

7　Collier CB (1992) Accidental subdural block: four more cases and a radiographic review. *Anaesthesia and Intensive Care*; 20:215–232.

8　Collier CB, Gatt SP, Lockley SM (1993) A continuous subdural block. *British Journal of Anaesthesia*; 70:462–465.

9　Agarwal D, Mohta M, Tyagi A (2010) Subdural block and the anaesthetist. *Anaesthesia and Intensive Care*; 38:20–26.

10　Pearson RMG (1984) A rare complication of extradural analgesia. *Anaesthesia*; 19:460–463.

11　DiGiovanni AJ, Galbert MW, Wahle WM (1972) Epidural injection of autologous blood for postlumbar-puncture headache. II, Additional clinical experience and laboratory investigation. *Anesthesia and Analgesia*; 51:226–232.

12　Collier CB (2009) Most cases of subdural injection are not in the subdural space: they are intradural. *Regional Anesthesia and Pain Medicine*; 34:613–615.

13　Collier CB (2004) Accidental subdural injection during attempted lumbar epidural block may present as a failed or inadequate block; radiographic evidence. *Regional Anesthesia and Pain Medicine*; 29:45–51.

14　Collier CB (2010) The intradural space: the fourth place to go astray during attempted epidural block. *International Journal of Obstetric Anesthesia*; 19:133–141.

15　Reina MA, Casasola ODL, Lopez A *et al.* (2002) The origin of the spinal subdural space: ultrastructure findings. *Anesthesia and Analgesia*; 94:991–995.

16　Ajar AH, Rathmell JP, Mukherji SK (2002) The subdural compartment. *Regional Anesthesia and Pain Medicine*; 27:72–76.

17　Haines DE (1991) On the question of a subdural space. *Anatomical Record*; 230:3–21.

18　Orlin JR, Osen KK, Hovig T (1991) Subdural compartment in pigs: a morphologic study with blood and horseradish peroxidase infused subdurally. *Anatomical Record*; 230:22–37.

19　Collier CB, Reina MA, Prats-Galino A, Machés F (2011) The possibility of inserting epidural catheters into the dura: an anatomical study of the intradural space, in an attempt to explain rare cases of failed or complicated epidural block. *Anaesthesia and Intensive Care*; in press.

20　Richardson MG, Wissler RN (1996) Unexpected high spinal block in obstetrics. *British Journal of Anaesthesia*; 77:806–807.

21　Barnes RK (1990) Delayed subarachnoid migration of an epidural catheter. *Anaesthesia and Intensive Care*; 18:564–566.

22　Ward CF, Osborne R, Benumof JL, Saidman LJ (1978) A hazard of double-orifice epidural catheters. *Anesthesiology*; 48:362–364.

23　Collier CB (1996) Why obstetric epidurals fail: a study of epidurograms. *International Journal of Obstetric Anesthesia*; 5:19–31.

24　Aldrete JA (1995) Epidural fibrosis after permanent catheter insertion and infusion. *Journal of Pain and Symptom Management*; 10:624–631.

第 **6** 章

硬膜外阻滞失败与导管位置异常

硬膜外阻滞失败和阻滞不全通常不会如第 4 章和第 5 章所描述的复杂阻滞那样直接危及生命，但可能给患者带来巨大的焦虑和痛苦。以剖宫产术为例，(硬膜外)阻滞不全会给患者带来严重的疼痛和不适,同时可能需要紧急全麻诱导,这远远偏离了我们预计的理想麻醉管理,同时增加(并发症)发病率和进一步的患者不满,有时甚至引来医疗法律责任。

硬膜外阻滞欠佳情况多见于产妇,大多数原因为硬膜外导管尖端脱出硬膜外间隙、局部麻醉药漏出和硬膜外间隙解剖结构异常。造成硬膜外阻滞失败和阻滞不全的原因通常可以通过硬膜外造影揭示,在接下来的章节中描述了一些阻塞性的导管异常。本章描述了以下三种情况中局部麻醉药和造影剂是如何意外漏出硬膜外间隙的:

(1)导管经椎间孔穿出。

(2)椎旁置管。

(3)硬膜外溶液逆流和外渗。

6.1 硬膜外导管经椎间孔穿出

6.1.1 导管完全穿出

硬膜外导管放置的理想长度是许多研究

的主要内容和方向[1,2],但目前仍有争议,并且认为一定程度上依赖于使用导管的类型(导管尖端)、侧孔的数量和材质结构。目前大部分硬膜外造影显示,使用有 3 个侧孔的 17G 盲端导管(Portex)在硬膜外间隙置入深度为 2~6cm。在教学医院,一些不熟练的麻醉医师在使用此技术时,持续无法纠正的不满意阻滞的主要原因是导管尖端进入椎间孔，从硬膜外间隙穿出，这种情况在我们研究的产妇中达到 13%(见表 1.2)。简单的补救方法就是将导管退至硬膜外间隙,而推注更多的局部麻醉药或造影剂仅会使约 50% 的此类患者出现硬膜外扩散效果。其余病例,推注的药液似乎遵循由导管和先前注射药液所产生的通道而漏出硬膜外间隙。

本章描述了 6 个病例。前 4 例硬膜外阻滞无效,另外 2 例导管部分脱出,具有一定程度的硬膜外扩散。前 5 例使用了标准硬膜外导管(Portex),距导管尖端盲端的 8mm、12mm和 16mm 处各有侧孔,最后 1 例使用了近端侧孔导管(Portex),在 2mm、3mm 和 4mm 处各有侧孔[3]。

病例 6.1：阻滞失败

待产妇(身高 155cm),在 L2–L3 置入硬膜外导管过深，穿刺点皮肤处导管刻度为 18cm，约 14cm 的导管留在硬膜外间隙中。使用了 3 倍剂量的 0.375% 布比卡因(总量 35mL)，2 个多小时后仅出现右下腹部镇痛效果(L1)。

硬膜外造影所见：导管经椎间孔穿出

正位像(图 6.1a)显示经中线置入的硬膜外导管进入右侧 L2–L3 椎间孔而形成 "腰大肌显影图"，即造影剂清楚勾勒出右侧腰大肌。侧位像(图 6.1b)显示导管进入体内的异常路径，大部分位于腰大肌的前方和侧方，而非硬膜外间隙内。局部麻醉药扩散至位于腰大肌后方、腰椎横突前方的腰丛所产生的镇痛效果非常局限。将导管退至 9cm，然后注入 5mL 造影剂，硬膜外间隙依然未显影。

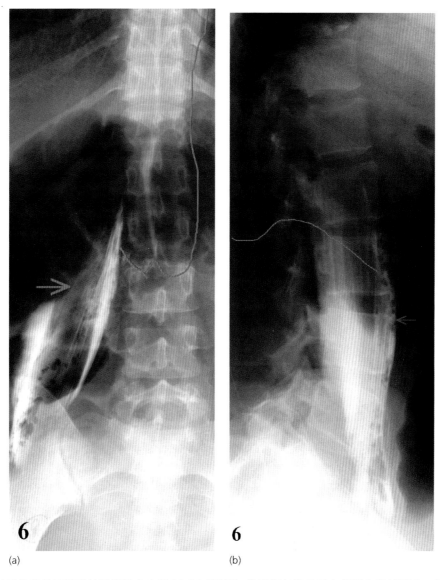

(a)　　　　　　　　　　　　(b)

图 6.1　(a)正位像显示硬膜外导管进入右侧 L2–L3 椎间孔,造影剂勾勒显示右侧腰大肌(箭头)。(b)侧位像显示穿出的导管位于右侧腰大肌的前方和侧方(箭头)。

病例 6.2：阻滞失败

待产妇，硬膜外导管由 L3–L4 置入，深度为 5cm，给予总剂量为 0.375% 的布比卡因 30mL，45min 后，待产妇只有左侧大腿前方（L2）出现麻木感。

硬膜外造影所见：导管经椎间孔穿出

正位像（图 6.2a）显示出与前一病例（图 6.1a）不同的造影剂渗漏表现，即勾勒显示出腰大肌肌腱。侧位像（图 6.2b）显示造影剂位于腰大肌的后方及侧方。将硬膜外导管退出 2cm，注入 3mL 造影剂后，出现后方硬膜外间隙显影（箭头）。在体表穿刺点也可见到显影，说明硬膜外间隙压力升高，造影剂沿着导管逆行至皮肤处（标记为 X）。

病例 6.3：阻滞失败

待产妇，硬膜外导管由 L1–L2 置入，在硬膜外间隙留置 5cm，在超过 2h 的时间内共给予 2% 利多卡因 42mL，但产妇仅出现右侧 L1

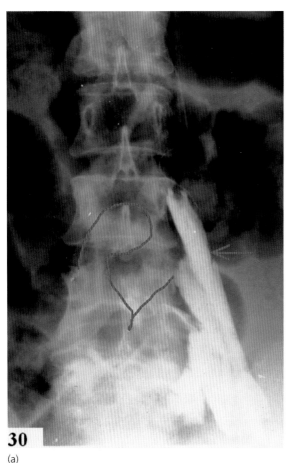

(a)

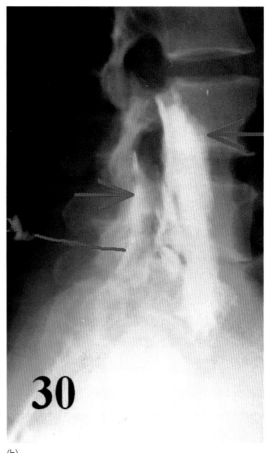

(b)

图 6.2 (a)正位像显示导管穿出硬膜外间隙，注射的造影剂使左侧腰大肌肌腱显影（箭头）。为清晰起见，仅标记导管远端部分。后者指向左侧 L4–L5 椎间孔并从此处穿出。(b)侧位像显示造影剂位于腰大肌后方（蓝色箭头），将硬膜外导管退出 2cm，再次注射造影剂使后方硬膜外间隙显影（红色箭头），一些造影剂外渗至皮肤（X）。

和 L2 支配区域的皮肤感觉阻滞。

硬膜外造影所见：导管经椎间孔穿出

正位像(图 6.3)显示胸腰段中度脊柱侧弯，导管尖端稍微偏向中线右侧，造影剂出现在右侧腰大肌前方(箭头)，导管尖端从右侧 L1–L2 椎间孔处穿出清晰可见。在我们的研究中发现，脊柱侧弯和导管尖端穿出方向存在一定相关性，导管趋向于(但不总是)指向胸腰椎弯曲的内侧。

病例 6.4：初始阻滞失败，再次置入第二根导管

患者为 42 岁初产妇，既往有先天性右腿缩短(5cm)和中度脊柱侧弯。导管初始于 L3–L4 置入硬膜外间隙 5cm，但并无镇痛效果。将导管退出 1cm，额外追加局部麻醉药剂量，仍无效。将该导管留置原位，同时于 L2–L3 成功置入另一根导管。

硬膜外造影所见：导管经椎间孔穿出／典型硬膜外造影

如图所示(图 6.4)，中度脊柱侧弯，脊柱曲线凸向右侧，腰椎轻度旋转。两根导管均位于中线左侧。透视引导下，将造影剂注入第一根导管(红色)时遇到阻力，仅能推注 2mL。图中所示此导管穿出左侧 L2–L3 椎间孔，并且在腰大肌前方走行一段距离。小剂量的造影剂迅速勾勒出腰大肌侧缘(箭头，图 6.4)。通过上方的导管(蓝色)注射，显示出相当典型但局限的双侧硬膜外显影，从 T10 扩散至 L4。

6.1.2 导管部分穿出

如病例 6.5 和病例 6.6 所示，造影剂是进入硬膜外间隙还是从椎间孔漏出，似乎取决于导管尖端位置、侧孔位置以及注射压力这些因素[4]。

病例 6.5：硬膜外阻滞不全

待产妇，体型较小(身高 150cm，妊娠前体重 51kg)，其硬膜外间隙进针深度距离体表相对少见的非常表浅，推测其可能有硬膜外导管向两侧穿出。开始时，L3–L4 穿刺仅 2.5cm 即到达硬膜外间隙，导管留置深度为 3.5cm。给予

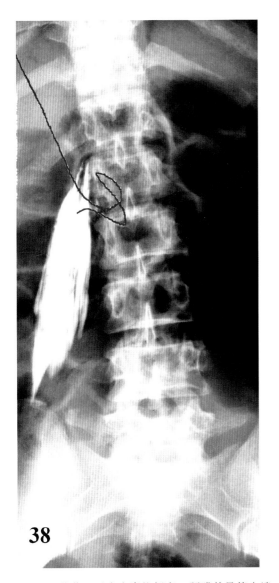

38

图 6.3　正位像显示中度脊柱侧弯，硬膜外导管尖端从右侧 L1–L2 椎间孔脱出，造影剂突出显示腰大肌(箭头)。

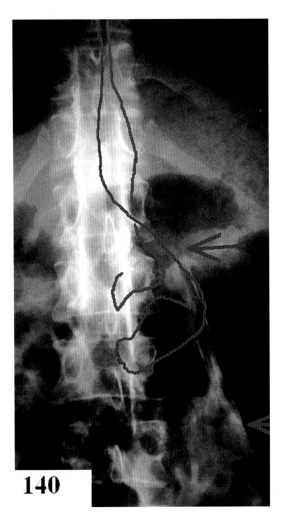

140

图 6.4 正位像显示下方的导管(红色)从左侧 L2-L3 椎间孔穿出,造影剂勾勒出左侧腰大肌侧缘(箭头)。通过上方的导管(蓝色)注射造影剂后出现 T10-L4 的硬膜外显影。

0.375% 布比卡因 10mL 后, 仅出现左侧大腿(L2-L3)麻木,将导管退出 1cm,给予额外的剂量后仍没有改善。拔除此导管,并于 L2-L3 重新穿刺(此时进针 2.75cm 到达硬膜外间隙),置管深度为 2.5cm,给予重复剂量局部麻醉药后疼痛缓解,感觉平面到达 T9,但右腿发沉(Bromage 为 2 级),产钳助产时出现感觉神经阻滞不全。

硬膜外造影所见:导管经椎间孔部分穿出

正位像(图 6.5a)显示导管尖端位于右侧

L2-L3 椎间孔, 伴特征性的腰大肌前方显影(红色箭头), 同时在 L1-L4 硬膜外间隙出现局限性的片状显影 (蓝色箭头)。侧位像 (图 6.5b)显示造影剂局限性分布于 L1-S1 硬膜外间隙,伴腰大肌处显影(红色箭头)覆盖 L1-L3 椎体,以及硬膜外间隙造影剂形成的前后柱状显影(蓝色箭头)。

病例 6.6:硬膜外阻滞不全

待产妇,34 岁,行 L3-L4 硬膜外阻滞。采用"近端侧孔"导管(Portex),即离闭合的尖端 2mm、3mm 和 4mm 处有 3 个侧孔,硬膜外间隙留置深度为 4cm。尽管反复加药及撤退导管 1cm,仅有右侧 T8-L1 的阻滞效果。分娩时仅有轻微镇痛。

硬膜外造影所见:导管经椎间孔部分穿出

在注射造影剂时, 可以看到导管从右侧 L2-L3 椎间孔穿出, 注射初始出现腰大肌显影(图 6.6)。注射 10s 后, 右侧硬膜外间隙出现狭窄的柱状显影。在接下来的 20s 后,造影剂扩散开来,但硬膜外扩散范围未超过 L1-L4(图 6.6)。

总之,硬膜外阻滞不全伴导管部分穿出可能会造成临床诊断困难,而硬膜外造影可能是明确诊断的唯一手段[5]。实际进入硬膜外间隙的局部麻醉药仅为少量,所以这种情况下阻滞相对局限同时常呈斑片状,但伴随有单侧腰丛阻滞的情况会使诊断变得更为复杂困难。根据漏出硬膜外间隙的局部麻醉药的容量和浓度以及漏出的路径,腰丛神经阻滞可能导致一个或两个相邻的 L1、L2 或 L3 支配的皮区阻滞,偶有腰交感神经阻滞,或罕有股四头肌中度肌力减弱。

如果出现腰丛阻滞,那些没有任何硬膜外阻滞效果的经椎间孔导管穿出病例通常针对阻滞的程度范围进行简单的临床检查即可确

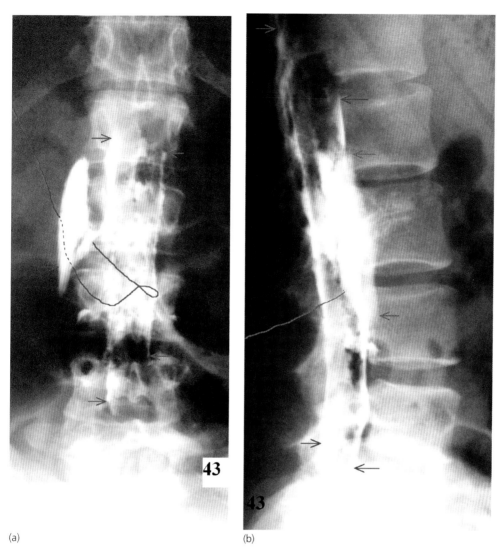

(a)　　　　　　　　　　　　　　　　(b)

图 6.5　(a)正位像显示导管尖端位于右侧 L2–L3 椎间孔,伴右侧腰大肌显影(红色箭头)。L1–L4 硬膜外间隙出现双侧局限性显影(蓝色箭头)。(b)侧位像显示硬膜外导管进入腰大肌处造影剂形成的显影团块(红色箭头),后者覆盖了局限性的硬膜外显影(蓝色箭头)。

诊,无须硬膜外造影。然而在大多数情况下,并未发现有腰丛阻滞,并且也没有任何硬膜外阻滞效果。

正如病例 6.4 中所描述的一样,硬膜外造影中发现有导管(从椎间孔)穿出,可能提示硬膜外间隙深度非常表浅,如 2.5cm。这样的发现应该记录下来,并告知患者以备将来再次硬膜外阻滞所需。

关于硬膜外导管的设计考虑,在采用"近端侧孔"导管时发生了部分椎间孔穿出,这点十分有意思,因为它表明即使孔距为 1mm,局部麻醉药溶液也可能同时流入硬膜外间隙并渗入椎旁间隙。还应该注意的是,硬膜外导管穿过椎间孔并不会导致任何不寻常的感觉异常,这点可能具有诊断价值。导管设计以及容易穿出的倾向性将在第 9 章进行讨论 (见

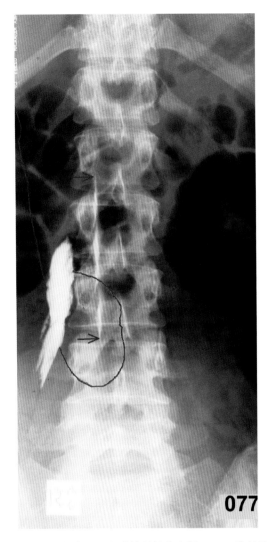

077

图 6.6 正位像显示硬膜外导管从右侧 L2-L3 椎间孔穿出,伴右侧腰大肌显影,L1-L4 之间有局限的硬膜外间隙显影(箭头)。

"9.5.2 导管尖端的最终位置")。

6.2 椎旁置管

造成硬膜外阻滞失败的罕见原因是硬膜外穿刺针与导管意外偏向一侧,远离硬膜外间隙进入椎旁间隙。根据导管位置和局部麻醉药注射剂量,它可能会发展成为不同程度的单侧椎旁阻滞。

病例 6.7:局限的单侧椎旁阻滞

肥胖患者(体重 125kg),38 岁,于 L2-L3 置入硬膜外导管拟行妇科手术。未检测到明显的阻力消失感,但顺利通过 Tuohy 针置入终端开口的钢丝加强导管(Arrow International,Reading, PA,USA),深度为 4cm。注入 2% 利多卡因 20mL,20min 后,出现了左侧 T10-L1 的局限性感觉阻滞。进一步注射 10mL 后,阻滞区域增加至 T9-L2,但只有感觉阻滞。最终采用全麻进行手术。

硬膜外造影所见:左侧椎旁显影

透视下,发现不透射线的硬膜外导管经 L1-L2 中线插入,然后偏向一侧围绕 L2 椎体走行,导管尖端盘绕位于左侧椎旁沟内。注入造影剂 6mL 后,可以看到造影剂在左侧 T10-L2 椎旁间隙积聚,然后呈高密度的片状阴影均匀扩散(图 6.7a)。再次注射 6mL 造影剂后,造影剂向上下及两侧扩散,并越过中线。侧位像(图 6.7b)再次展示了 T10-L2 椎管旁区域密集的片状显影,围绕 T10-L2 椎体周围,并在其前方聚集。这种放射显影模式与导管(从椎间孔)穿出后的腰大肌显影完全不同。椎旁阻滞造成的更广泛的单侧感觉阻滞可能通过临床检查即可诊断,但单侧硬膜外阻滞和广泛的椎旁阻滞在没有硬膜外造影的情况下也许很难鉴别。

6.3 硬膜外溶液逆流和外渗

造影剂在背部肌肉或皮肤上的外渗会在正位像上产生一些罕见和令人困惑的影像,但侧位像上很容易显示出造影剂是通过逆流的方式从硬膜外间隙中漏出(有时也会逆行扩散从患者体表穿刺点处漏出)。

有两种可能的机制会导致逆流,这点在我

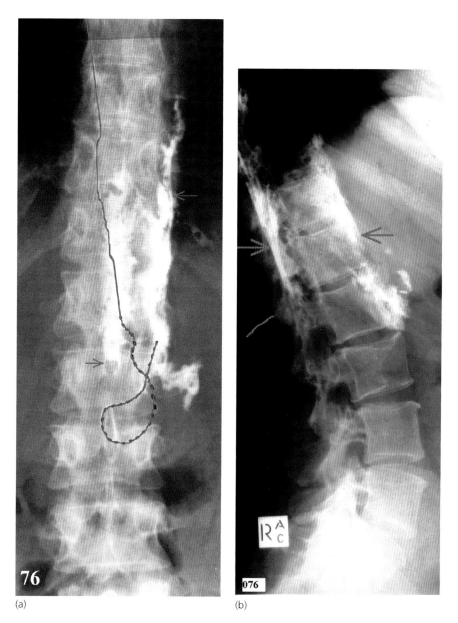

(a)　　　　　　　　　　　　　(b)

图 6.7　(a)正位像显示造影剂由硬膜外导管进入左侧椎旁间隙,在 T10-L2 之间,向前方扩散越过中线(箭头之间)。(b)侧位像显示椎旁区域造影剂蓄积,并扩散至 T10-L2 前方(箭头之间)。

们 4%的研究对象中都很明显。首先,常见的是导管部分或全部意外地从硬膜外间隙正确的位置脱出,导致导管的一个或多个孔在硬膜外间隙以外,甚至更靠外,如到达竖脊肌。漏出的局部麻醉药或稍后的造影剂沿着阻力最小的路径,在体表穿刺固定处内侧沿着导管形成

的路径扩散,之后在某处积聚。

其次,由于隔膜、粘连或骨骼异常的存在,硬膜外间隙注射药液时局部压力过大,可能会导致药液的外渗及逆流,即使此时硬膜外导管位置没有问题。在发生单侧阻滞后进行的硬膜外造影中,我们数次意外地观察到了这一现

象,见第 7 章(见图 7.3a–c)。

硬膜外局部麻醉药在皮肤上的外渗可能使皮肤敷料松动,导致导管提前脱出[6]。我们可以从连续分娩镇痛阻滞产妇中发现很多这样

的例子,它们的导管常过早脱出。

病例 6.8 描述了一个伴有外渗的不寻常的逆向扩散,但没有明显的解剖缺陷。

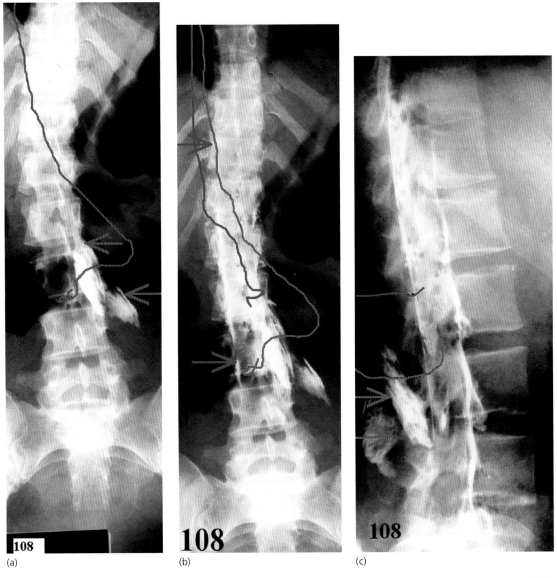

(a)　　　　　　　　(b)　　　　　　　　(c)

图 6.8 (a)正位像显示轻度脊柱侧弯。向 L3 处(红色)的低位硬膜外导管注入造影剂,突出显示出左侧椎管旁两个不同的块状影(箭头),硬膜外充盈少。(b)正位像上 L2 处的高位硬膜外导管(蓝色)注射造影剂后产生 T12–L4 的轻度局限的硬膜外充盈,主要位于右侧。(c)侧位像明显显示出高位导管(蓝色)和低位导管(红色)位置正常。渗出的造影剂在椎旁聚集,使竖脊肌处显影出两个截然不同的区域(箭头)。此处少量的造影剂主要来自低位导管,也许可能有一些是从高位导管渗出。

病例 6.8：造影剂逆流

初产妇，于 L3-L4 行硬膜外阻滞似乎很顺利，硬膜外间隙留置导管 4cm，然而尽管反复注射局部麻醉药，仍发生了严重的阻滞不全。重新在 L2-L3 置入导管前，当去除硬膜外穿刺点皮肤固定物时，发现有局部麻醉药渗出。第一个导管保留原位，第二次阻滞穿刺无困难。这次阻滞效果非常令人满意。

硬膜外造影所见：①左侧椎旁显影；②轻微局限的硬膜外显影

第 2 天透视显示胸腰段轻度脊柱侧弯（主曲线右凸），两个导管尖端位于中线。向位于 L3 水平的低位硬膜外导管（图 6.8a，红色）注入造影剂，造影剂沿着导管逆向扩散在脊柱外侧出现两处致密的不规则显影（正位像，图 6.8a，红色箭头），在此之前，硬膜外间隙仅产生了非常轻微的局部显影（正位像，图 6.8a，红色箭头）。通过位于 L2 水平的高位硬膜外导管（蓝色）进行注射时，立刻形成相当正常的扩散，但垂直方向扩散受限（图 6.8b）。侧位像（图 6.8c）显示渗出的造影剂位于竖脊肌两个截然不同的区域（箭头），同时通过高位硬膜外导管注射的造影剂在硬膜外间隙内均匀扩散。

造成此患者第一根硬膜外导管阻塞的原因不明。推测也许是脊柱侧弯导致局部解剖变形，然而药液通过第二根导管的扩散非常正常。

6.4 结论

（1）硬膜外导管尖端通过椎间孔穿出是造成硬膜外阻滞失败的常见原因（13%），并且通常无法通过撤退导管和重复注射局部麻醉药得到纠正。或许，置入硬膜外间隙的导管长度不应超过 4cm，即使这样相对于矮小患者也可能过长。

（2）根据我们以及其他一些病例报道，脊柱侧弯可能是导致硬膜外导管容易经椎间孔穿出的一个因素，很有可能是由于椎体旋转。

（3）偶尔（4%）会看到硬膜外间隙药液沿着导管外侧逆向扩散，特别是一些产妇在硬膜外间隙内具有某种阻碍结构。这可能会使体表穿刺处敷料变湿，也可能导致硬膜外导管更容易从硬膜外间隙内移位脱落。

（4）椎旁置管是造成硬膜外阻滞失败的罕见原因（1%）。

（吉嘉炜 译　徐铭军 张青林 校）

参考文献

1 Beilin V, Bernstein HH, Zucker-Pinchoff B (1995) The optimal distance that a multiorifice epidural catheter should be threaded into the epidural space. *Anesthesia and Analgesia*; 81:301–304.

2 D'Angelo R, Berkebile BL, Gerancher JC (1996) Prospective examination of epidural catheter insertion. *Anesthesiology*; 84:88–93.

3 Collier CB, Gatt SP (1993) A new epidural catheter. Closer eyes for safety? *Anaesthesia*; 48:803–806.

4 Power I, Thorburn J (1988) Differential flow from multihole epidural catheters. *Anaesthesia*; 43:876–878.

5 Collier CB (1996) Why obstetric epidurals fail: a study of epidurograms. *International Journal of Obstetric Anesthesia*; 5:19–31.

6 Collier CB (2001) Epidural catheters that fall out in labour; is back pressure to blame? *International Journal of Obstetric Anesthesia*; 10:210.

第 **7** 章

硬膜外腔分隔导致的硬膜外阻滞失败

本章共包括 7 例因硬膜外间隙横向隔膜或背侧中线隔膜而导致硬膜外阻滞失败及阻滞不全的病例。在我们的研究中，超过一半（51%）的硬膜外间隙阻滞失败归因于硬膜外间隙存在分隔（见表1.2）。在阻滞不全的病例中，一些是完全单侧阻滞或某一侧有数个未被阻滞的节段，而另外一些病例是双侧阻滞，但阻滞范围局限，达不到理想的阻滞效果。仅有少数病例涉及单个"缺失"或未被阻滞的节段，这些将在稍后的导管故障情况中讨论（见"9.3.1 堵塞的导管侧孔"）。硬膜外间隙分隔对造影剂扩散的阻碍程度也有很大差别，可以从轻微阻碍液体流动到完全阻碍液体流动。当发现明显分隔时，我们会告知患者相关情况并给予病情告知书，以便为将来的区域阻滞提供任何形式的替代方法。

7.1 硬膜外间隙分隔的解剖

为了更好地解释硬膜外造影的图像，以下简要描述了各种类型硬膜外间隙分隔的解剖结构，尽管仍有许多人对隔膜的存在抱有争议。

7.2 硬膜外中线隔膜

这种结构（图 7.1）来源于背侧结缔组织

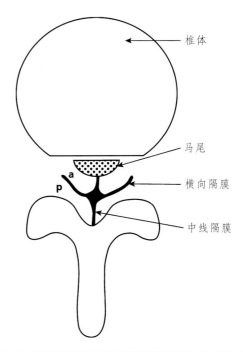

图 7.1 腰椎硬膜外间隙分隔解剖示意图："a"和"p"分别代表背外侧硬膜外间隙（被隔膜分隔所形成的）的前房和后房。（Modified from Savolaine ER, Pandya JB, Greenblatt SH, Conover SR （1988） Anatomy of the lumbar epidural space: New insights using CT–epidurography. *Anesthesiology* 1988;68:217–220, with permission.）

带[1]、背侧中线隔膜（皱襞）[2]还是中线部位脂肪组织的扩张[3]仍是一个有争议的问题。Blomberg 通过硬膜外内镜直接观察到了"背侧结缔组织带"[1]，但包括 Hogan 在内的一些研究者对阻塞性隔膜的存在仍持反对意见[3,4]。Hatten 得出了类似于图 7.3a 的解剖证据，即造影剂仅能注射进入后侧硬膜外间隙的一半[5]。Savolaine 等在研究了 40 例硬膜外腔注射造影剂后的 CT 图像后得出结论，40 例患者均显示后侧硬膜外间隙被背侧中线隔膜所分隔[2]。

在 CT 和 MRI（图 3.12 和图 3.13a）中可经常观察到的后侧硬膜外间隙中的背侧中线分隔和三角形纤维脂肪团之间的关系尚未被确定。

7.3 横向隔膜

横向隔膜或背外侧隔膜将后侧硬膜外间隙划分为前房和后房，这种结构容易导致硬膜外导管的误入（图 7.1）。Savolaine 等使用尸体解剖证明这些横向结构或隔膜是从中线隔膜横向延伸的真正的膜状组织，而并不是由造影剂或 CT 技术导致的人工产物[2]。

横向隔膜可能与椎间孔内神经根周围的结缔组织和硬膜鞘相连[6]，某些研究个体的后侧硬膜外间隙被横隔膜划分为多个紧密间隔的腔隙。

7.4 中线隔膜与横向隔膜共同存在

中线隔膜和横向隔膜可能是独立存在的，但大多数情况下它们是共同存在的（图 7.1）。

7.5 硬膜外间隙分隔是否真的存在

那些反对任何隔膜存在的研究者声称，某

些研究人员是因为造影剂、树脂的存在或通过内镜扭曲了局部解剖结构从而产生与他们不同的结果。Hogan 等[3,7]在对尸体进行冷冻切片和快速固定技术后对硬膜外解剖结构进行了详细的检查，他们认为冷冻并不会对硬膜外间隙的解剖结构造成破坏。他们发现后方的硬膜外间隙内脂肪似乎未连接于任何分隔或内部结构。毋庸置疑的是确实存在一些人为的细节事实，绝大多数放射科医师使用经骶裂孔穿刺置入长导管进行的硬膜外造影可显示出明显的分隔，但由临床医师从腰部入路进行的造影却很少显示有这种结构。Hogan 后来用 CT 扫描的临床病例表明，后侧硬膜外间隙内没有纤维屏障，只有正常的硬膜外脂肪，这些脂肪对液体流动造成的阻碍是很有限的[4]。

也有证据支持阻塞性隔膜的存在，如图 7.2a 所示，这是通过向 L2–L3 的硬膜外导管注射造影剂后形成的硬膜外造影正位像。该图显示了一个相当罕见的情况，T11–L5 的显影被一个微弱的中线裂缝（箭头）垂直平分，几乎可以肯定这代表的是背侧的中线隔膜。侧位像（图 7.2b）显示了大部分硬膜外间隙的造影剂都聚集于后方，前方有明显的窄柱状显影，而两者之间的垂直区域毫无显影。中间的显影断层最有可能代表由中线隔膜的横向延伸所产生的横向分隔（该妇科患者使用了全身麻醉复合腰硬联合麻醉，因此无法准确评估单一硬膜外阻滞的效果）。

此类证据明显提示存在分隔，但Savolaine 等[2]和 Gaynor[8]报道使用 MRI 扫描，他们无法检测到皱襞。然而，如果考虑到 1988 年扫描仪的分辨率有限，纤维带需要 2~3mm 的扫描宽度才能显现出来，而整个硬膜外间隙的深度只有 5mm 左右，所以出现此种情况并不令人意外。

最近，Capogna 等[9]也未能依靠 MRI 检查

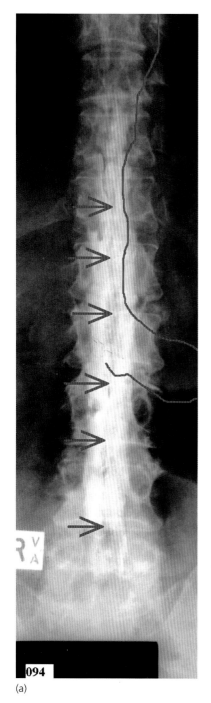

(a)

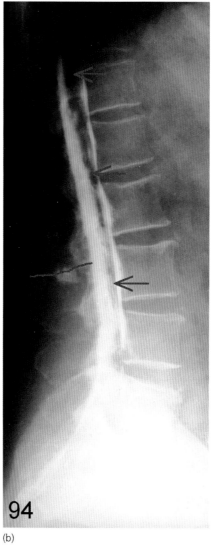

(b)

图 7.2　(a)正位像显示造影剂形成的显影主体中间存在裂隙(箭头),提示为背侧的中线隔膜。造影剂窄柱状向上可达 T10,几乎没有椎间孔渗漏,这些均提示造影剂主要分布于硬膜外间隙的后部。(b)侧位像证实造影剂主要分布于后方,中间大的充盈缺损（箭头）表示中线隔膜可能有横向延伸。在竖脊肌肌肉内导管周围可见少量造影剂显影。

到硬膜外间隙分隔的存在,但他们能够证实在硬膜外前间隙内存在连接腰椎硬膜和后纵韧带之间的韧带结构。

　　Hogan 总结认为,中线脂肪及其向两侧不断变细的蒂部起到了多种分隔作用[4,7]。争论可能会持续多年,但似乎大多数研究者都认为某些患者确实存在阻碍后侧硬膜外间隙内液体自由流动的障碍。由 Blomberg[1]在尸体内镜检查后提出的总结指出在每个研究病例中，硬膜外间隙中线都存在后方的结缔组织带。该结构在外观上从简单的束状结缔组织到在 2% 的研究对象上呈完整的膜状。在内镜所见范围内，这些膜状结构纵向延伸至少超过两个腰椎节段。在我们收录的病例中，除一例患者（图 7.5a）外，其余病例中所描述的隔膜并不完整。除了这唯一的一例外，其余病例在增加局部麻醉药或造影剂用量后，液体最终可到达未阻滞的一侧，尽管（进入未阻滞侧的）容量并不令人满意。各种类型的分隔如下所示，每组均有示例：

(1) 中线隔膜。

(2) 合并中线隔膜和横向隔膜。

(3) 横向隔膜。

7.5.1 中线隔膜

病例 7.1：单侧阻滞

该患者在首次分娩过程中前后置入了两根硬膜外导管（三侧孔；Portex），分别注入局部麻醉药才能达到有效镇痛。首先在 L2–L3 置入第一根硬膜外导管，置管深度为 3cm，尽管给予了 0.375% 布比卡因共 20mL，并将导管撤出 1cm，仍是完全位于左侧的单侧阻滞。随后在 L1–L2 处置入第二根导管至相似的深度，并分次注入布比卡因，20min 后共给药 15mL，逐渐出现满意的双侧阻滞。

硬膜外造影所见：背侧中线隔膜

第一次硬膜外造影（图 7.3a）显示轻度胸腰段脊柱侧弯，椎体轻微旋转至左侧。在筛查时，发现两根硬膜外导管尖端几乎彼此相邻，均位于 L2 中线的左侧。通过低位（红色）导管给予的前 10mL 造影剂仅产生左侧扩散，并且 T11–L2 椎间孔（红色箭头）有大量造影剂溢出。L1–L2 椎间孔处渗漏的造影剂部分被皮肤和椎

旁肌肉（蓝色箭头）处反流的造影剂所掩盖。

通过高位（蓝色）导管注入的前 4mL 造影剂也是左侧扩散，随着造影剂的注入，初始的柱状样图像开始增厚，同时伴有椎间孔渗漏和（皮肤肌肉处）反流的增加（图 7.3b）。再次注入 2mL 后，造影剂终于向右侧扩散，在 T8–L2（红色箭头）之间形成非常淡的窄柱状显影。透视下可见限制性的右侧显影从 L2 开始向头侧延伸。这种向对侧的扩散大概是由于在隔膜尾端周围的造影剂流动所致。

侧位像（图 7.3c）显示造影剂在腰段硬膜外间隙扩散均匀，提示存在真正的中线隔膜，中线隔膜无侧向延伸，如图 7.3d 所示，导管位置如图（O）。注射造影剂时在左侧硬膜外间隙产生的压力似乎相当高，因为大量造影剂通过椎间孔溢出，甚至沿着导管外逆向扩散到竖脊肌（图 7.3c，蓝色箭头）和皮肤（X）。

在本例中，第一根硬膜外导管仅有一点甚或没有功能，但在其他病例中，研究者发现置入两根导管是有利的，特别是如果它们各自位于隔膜的一侧，同时给药可以产生满意的阻滞效果。

病例 7.2：明显单侧阻滞

29 岁产妇，在 L2–L3 硬膜外间隙内置入单孔导管（Portex），置管深度为 4cm，硬膜外阻滞主要在左侧，所以患者在整个待产过程中出现持续性右下腹痛未缓解。再次给予 0.375% 布比卡因共 30mL，2h 后，镇痛效果并未得到改善。

硬膜外造影所见：背侧中线隔膜

正位透视下（图 7.4a）显示导管尖端位于 L2 的中线，左侧 T5–L5 节段形成较窄的柱状显影（图 7.4a），同时在 T11–T12 的中线位置也出现了局限的显影。20s 后，T11–L3 的右侧

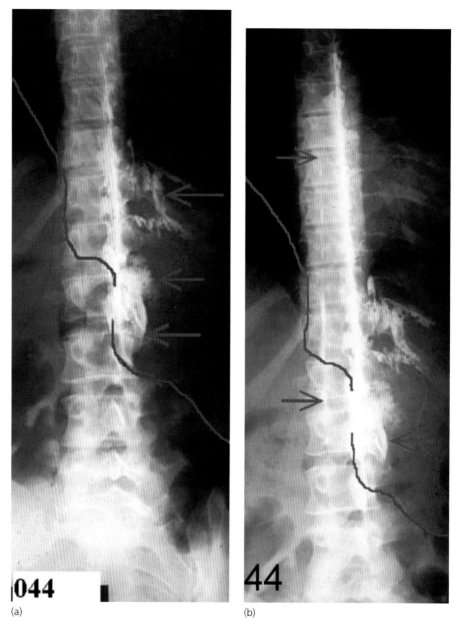

(a)   (b)

图 7.3   (a)通过低位导管(红色箭头)注射造影剂后所拍到的正位片显示造影剂完全分布于左侧,并可见大量造影剂从椎间孔溢出(红色箭头),同时逆向流入竖脊肌和皮肤处(蓝色箭头)。(b)通过高位导管(蓝色)注射造影剂后所拍到的正位片显示最初造影剂分布于左侧,随后不断从椎间孔溢出伴逆流至皮肤肌肉处(蓝色箭头)。之后,造影剂逐渐扩散至右侧,形成 T8–L2 相对黯淡且片段状的柱状显影(红色箭头)。(待续)

逐渐出现微弱的柱状显影。正位像(图 7.4a)显示造影剂主要集中于左侧(箭头),并且在所有水平上均存在造影剂从双侧椎间孔溢出。中线隔膜是造影剂分布不均的最可能原因。侧位像

(图 7.4b)证实造影剂由 T12–L5(箭头)在硬膜外间隙均匀分布。在此水平以上的造影剂在后侧形成的柱状显影一直延伸至 T5,但仍有少量造影剂从后侧硬膜外间隙扩散到前侧。

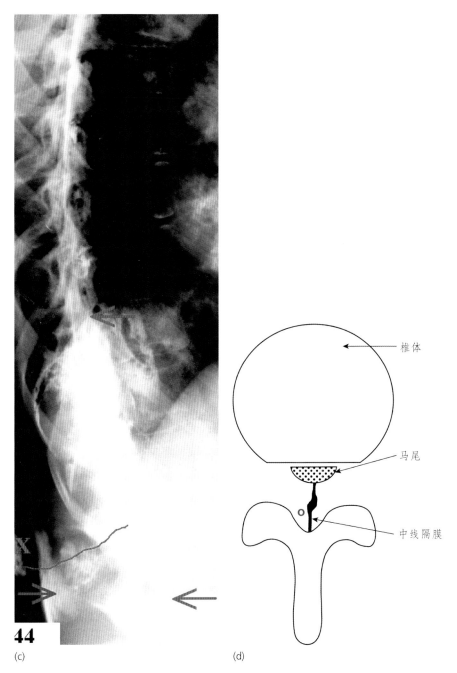

(c)   (d)

图 7.3(续) (c)侧位像质量较差。造影剂在 T11–L3 之间的硬膜外间隙(红色箭头)均匀扩散,未见有任何证据证明存在横向隔膜。后侧的柱状显影向上高达 T5。逆向扩散的造影剂围绕着低位导管(红色)直到竖脊肌(蓝色箭头),一定程度上掩盖了硬膜外造影剂显影。可明显看到造影剂渗达皮肤(X)。高位导管不可见。(d)同一患者硬膜外间隙隔膜解剖图及推测的导管尖端位置(O),位于硬膜外间隙左侧。

7.5.2 合并中线隔膜和横向隔膜

在病例 7.3 和病例 7.4 中也存在硬膜外间隙中线隔膜，但中线隔膜同时向两侧横向延伸，从而形成了横跨硬膜外间隙的横向隔膜。

病例 7.3:单侧阻滞

一例计划行剖宫产术的患者在 L3–L4 行硬膜外穿刺并置管，但在分次注射复合肾上腺素的 2%利多卡因共 25mL 后，硬膜外阻滞效

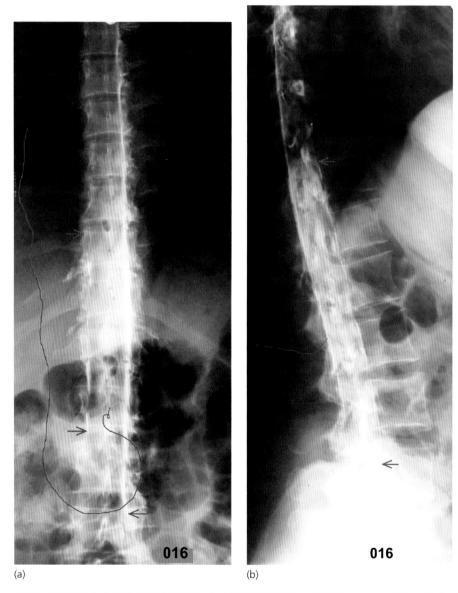

(a)   (b)

图 7.4 （a)正位像可见位于中线的导管尖端所流出的造影剂主要向左侧扩散(T5–L5,箭头),这几乎可以肯定是中线隔膜所引起的。右侧的造影剂显影相对黯淡,分布于 T11–L3。(b)单侧阻滞情况下的侧位像可见腰椎硬膜外间隙(T12–L5,箭头)的造影剂均匀分布,提示中线隔膜无侧向延伸。

果仍仅在左侧,高达 T4。随后该导管被移除,并在 L2-L3 处重新置入另一根新的硬膜外导管,在给予 14mL 局部麻醉药之后,右侧出现斑片状阻滞。阻滞不完全,但患者仍强烈希望术中保持清醒,除了在子宫操作期间出现了腹部中央的疼痛不适外,患者自我感觉尚可。

硬膜外造影所见：中线隔膜合并侧向延伸

正位像(图 7.5a)显示导管尖端位于 L2-L3 的中线左侧,造影剂几乎完全分布于左侧,并且在 L1-L5 节段有大量造影剂从椎间孔溢出。可观察到有近乎笔直的线条将未发生阻滞效果的右侧与左侧分开,尽管在 L4 处见到有少量造影剂“渗漏”到右侧。本例造影剂几乎完全是单侧分布,但它仍是本研究中唯一一例疑似的硬膜外间隙分隔。鉴于最终仍出现了可以满足手术需求的双侧阻滞效果,与 13mL 的剂量相比,更大剂量的造影剂可能会更好地显示出造影剂在双侧的扩散效果。

侧位像(图 7.5b)显示造影剂主要集中于后侧形成柱状显影,前侧柱状显影非常微弱且被大块的充盈缺损所分隔(箭头)。X 线下显示中线的隔膜阻止了造影剂从左向右的流动,同时隔膜的横向延伸妨碍了从位于左后外侧间隙的导管尖端(O)流出的造影剂向前扩散(图 7.5c)。图 7.5b 提示 L2-L3 处有造影剂沿导管外侧轻微逆流。图 7.5d 提供了造影剂单侧扩散的三维模型。

病例 7.4:反复单侧阻滞

在剖宫产术前访视中,患者提及其既往硬膜外分娩镇痛经历中,疼痛减轻主要在右侧,左侧仅有非常微弱的镇痛效果。而此次分娩也发生了类似的情况,我们在 L2-L3 硬膜外间隙穿刺并留置 6cm 的多孔导管(Portex),右侧

阻滞平面在注射 0.5% 布比卡因 16mL 后即达到了 T10,但左侧却低于 L4。将导管撤出 3cm 后再次给予局部麻醉药 15mL,最终产生令手术满意的阻滞效果。

硬膜外造影所见：中线隔膜合并侧向延伸

正位透视下显示首次的 9mL 造影剂完全分布于 L2-S1 的右侧 (图 7.6a)。导管尖端似乎正好位于 L3 的中线右侧。接下来的 4mL 造影剂扩散到左侧,形成 L2-L4 的高密度局限显影。正位像(图 7.6a)显示的造影剂主要分布于右侧,且从 L3-S1 存在直的中线分隔,同时造影剂从椎间孔溢出也主要发生在右侧。在侧位像上(图 7.6b),可见有明显的前后柱显影形成,二者中间有大片的充盈缺损。该中间区域在 L5 以上几乎完全没有造影剂存在。这些图像提示腰段存在背侧中线隔膜,向两侧横向延伸较宽,产生了中间的充盈缺损,导管尖端(O)位于右后外侧(图 7.6c)。

该病例不寻常的解剖特征是产妇在两次分娩中反复发生右侧单侧阻滞及造影剂向未阻滞侧延迟扩散的根本原因。硬膜外造影实时动态观察的价值在这里得到了充分体现,因为最后的正位像并未显示出造影剂在初始的完全单侧分布。

7.5.3 横向隔膜

在病例 7.5 至病例 7.7 中描述了三个阻塞性横向隔膜(横膈)的例子,临床表现为“阻滞不全”,后者在这里定义为硬膜外阻滞初始即缺乏充分的垂直扩散,持续的扩散失败导致头侧或尾侧阻滞平面不够,或两者兼有。注射的局部麻醉药似乎主要被限制在隔膜后面而不能向前流动,至少在初始如此,局部麻醉药能够进入其相应作用部位的途径非常有限。

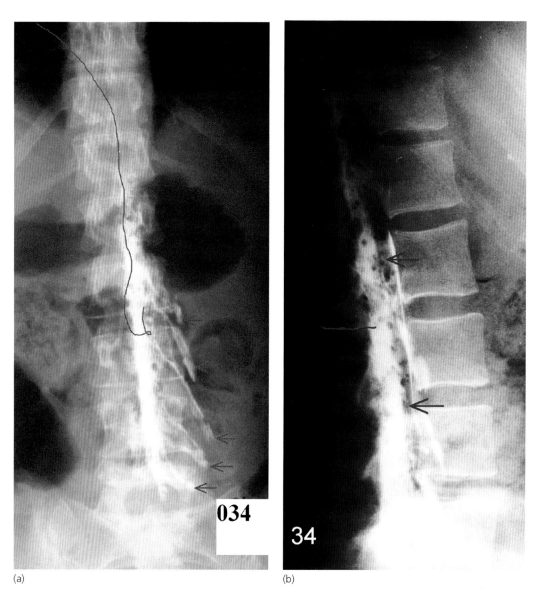

(a)   (b)

图 7.5 (a)正位像显示导管尖端在 L2–L3 处,L1–L5 几乎所有的造影剂均扩散至左侧,并且从左侧椎间孔大量溢出(箭头)。此图像提示存在有中线隔膜。(b)单侧阻滞下的侧位像显示造影剂在 L1–L5 局限扩散,可见后侧明显的柱状显影且其内含有气泡。前侧柱状显影相对黯淡,且被位于其中的充盈缺损所分隔(箭头),这表明除了中线隔膜外还存在横向隔膜。(待续)

病例 7.5:骶神经根阻滞不全

待产妇,初始于 L3–L4 处穿刺并置入"近端侧孔"硬膜外导管(Portex),深度为 4cm,产生了双侧 T9–L5 的镇痛效果,尽管在超过 2h 的时间内重复给予复合肾上腺素的 2%利多卡因共 40mL,但始终没有骶部镇痛效果。后来移除导管,在 L2–L3 重新穿刺置管并给予 15mL 局部麻醉药,将感觉阻滞水平提高至 T4,但骶神经根的阻滞仍不明显。

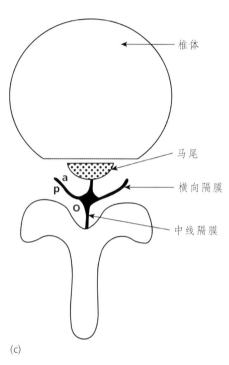

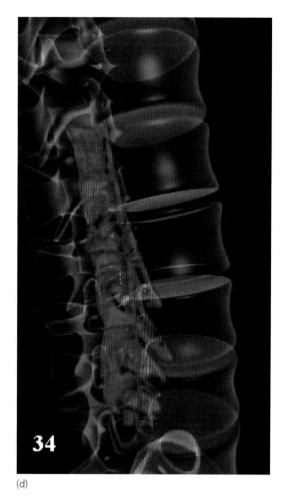

图 7.5(续)　(c)硬膜外间隙隔膜解剖图及推测的导管尖端位置(O),位于硬膜外间隙左后外侧。(d)单侧造影剂分布的三维模型图(斜视图)显示造影剂从左侧椎间孔大量溢出。

硬膜外造影所见：横向隔膜

正位透视下可见导管尖端位于 L2 中线处,双侧造影剂从 T5 扩散至 S1,同时几乎没有造影剂从椎间孔溢出,也没有两侧的柱状显影,这在硬膜外造影图像中并不寻常。正位像(图 7.7a)显示大量造影剂扩散分布于 T10 至 L2 之间(红色箭头),形成一个具有圆齿状边缘的不规则显影体。在显影主体的上方和下方,在 T5-T10 及 L2-S1,造影剂显像不断变得斑驳及衰减,可见有多个充盈缺陷和气泡。整体外观表明,造影剂主要在硬膜外间隙的背侧。

侧位像(图 7.7b)证实,大部分造影剂确实是向后流动,在后方形成明显的柱状显影(蓝色箭头)。在通常应该也有柱状显影的前方区域,扩散至此处的造影剂很少,所以在图像上只是一些散布着无数气泡的充盈缺损(红色箭头)。由此推测此硬膜外间隙存在相当宽的横膈。后侧硬膜外间隙的双侧充盈提示连接于横膈的任何中线结构很可能是不完整的,因此没有阻碍功能,这些表明在本例中并没有功能性的中线隔膜(图 7.7c)

通常认为硬膜外间隙中存在过量的气泡

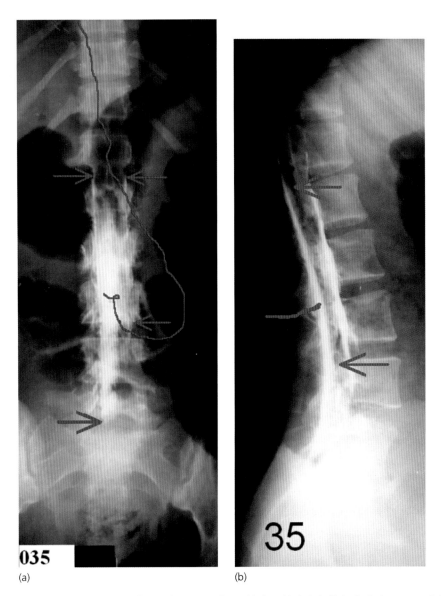

(a)   (b)

图7.6 (a)正位像可见造影剂主要分布于右侧L1–S1节段（箭头），并从右侧椎间孔溢出，L3–S1之间造影剂柱内缘平直提示存在中线隔膜。(b)同一患者的侧位像显示L5–S1有明显的前后两侧柱状显影，中间包围有一个大的充盈缺损（箭头），提示除了中线隔膜外还存在横向隔膜。（待续）

可能会妨碍局部麻醉药的作用[10,11]，但在本例情况中（以及后两例），这种解释似乎不太可能，即使我们都知道骶神经根相对难以被阻滞且前后两次都是采用空气进行了负压试验（两次导管插入）。更有可能的解释是，造影剂主要向后侧流动提示局部麻醉药也很可能如此扩散分布，从而导致向前方扩散能到达椎间孔神经根处的局部麻醉药非常有限，尤其是在下腰部和骶部。

病例7.6：阻滞不全，药物扩散局限

待产妇，于L3–L4处行硬膜外穿刺并置入三侧孔导管（portex），置管深度为4cm，给药

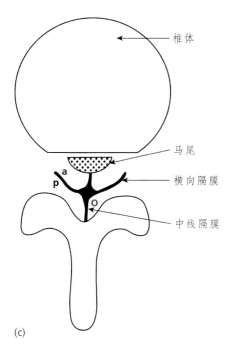

(c)

图 7.6(续) (c)硬膜外间隙隔膜解剖图及推测的导管尖端位置(O),位于硬膜外间隙右后外侧。

后在 T11 和 L4 之间形成局限的双侧阻滞。患者产程早期上腹部疼痛持续存在且毫无骶部阻滞效果，尽管在超过 6h 的时间内先后 5 次补充复合肾上腺素的 2%利多卡因共 60mL。

硬膜外造影所见：横向隔膜

硬膜外造影正位像(图 7.8a)显示导管尖端位于 L3 中线。与前述病例相似，T10–L5 之间出现显影。再一次的，造影剂在 L1–L4 之间形成一个具有圆齿状边缘且含有大量气泡的高密度不规则体(红色箭头)。在主体上方和下方，T10–L1 以及 L4–L5，显影逐渐变得不均匀及衰减，并可见多个充盈缺损和气泡。几乎没有造影剂从椎间孔溢出，也未出现两侧的柱状显影。

侧位像(图 7.8b)显示造影剂明显分布于后方(蓝色箭头)，前方出现黯淡且呈碎片状的柱状显影。较大的中间部位的充盈缺损区域(红色箭头)包含较小的斑片状显影和众多气泡。如图 7.7c 所示，这些图像提示存在横向隔

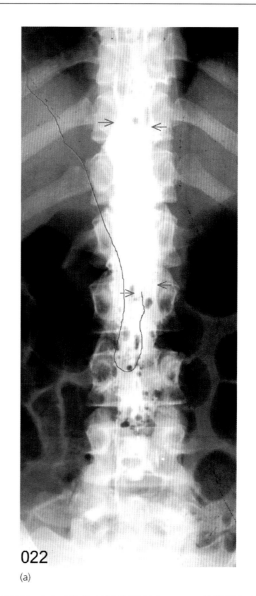

022

(a)

图 7.7 (a)正位像显示造影剂在 T5–S1 扩散得相当广泛，且在 T11–L2(箭头)造影剂明显聚集，该图像具有特征性的圆齿状边缘，提示造影剂几乎分布于硬膜外间隙后方。几乎没有椎间孔造影剂渗漏。(待续)

膜，没有明显的中线隔膜。

病例 7.7：低位不对称阻滞，术后镇痛失败

47 岁患者在全身麻醉下行开腹子宫切

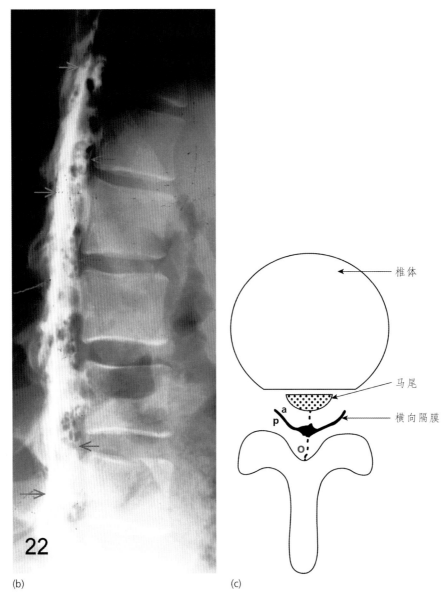

椎体

马尾

横向隔膜

(b)   (c)

图7.7(续)   (b)侧位像证明造影剂以分布在硬膜外间隙后方为主(蓝色箭头)，未见前侧柱状显影，可见多个含有气泡和少量造影剂的充盈缺损(红色箭头)。这些图像特征提示存在横向隔膜。(c)硬膜外间隙隔膜解剖图及推测的导管尖端位置(O)，位于硬膜外间隙后方背外侧。

除术，全麻前行硬膜外穿刺并置管，于L2-L3穿刺向头侧置入硬膜外导管4cm，所用导管为末端开口的19G钢丝加强型导管(Arrow)。术前在给予2%利多卡因20mL后，阻滞水平仅达到T10，左足自觉湿冷，表明左侧腰交感神

经阻滞较差。布比卡因联合芬太尼的术后硬膜外镇痛效果不佳，次日进行硬膜外造影。

硬膜外造影所见：横向隔膜

透视下可见导管尖端位于L3中线并指向尾端。注射时，造影剂先在L2-L3的中线聚

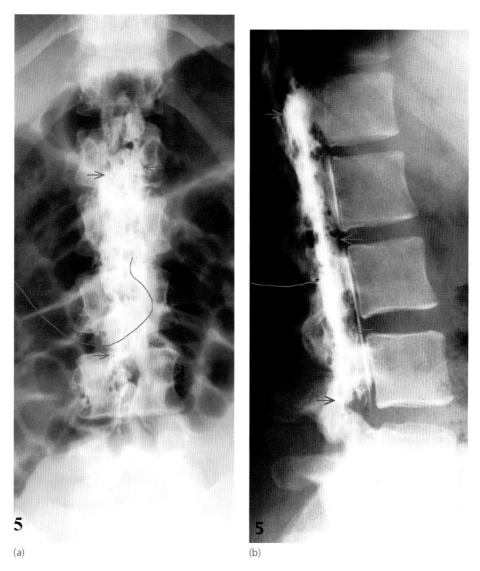

(a)　　　　　　　　　　　　　　　　(b)

图 7.8　(a)正位像显示 L1–L4(箭头)造影剂明显聚集,形成了一个具有特征性圆齿状边缘的图像,几乎没有椎间孔造影剂渗漏。(b)侧位像证实造影剂主要是在后方分布(蓝色箭头),形成了相对黯淡的前侧柱状显影及含有极少量造影剂和许多气泡的大片充盈缺损(红色箭头),这些图像提示存在横向隔膜。

集,然后向尾侧蔓延至 L5,并最后向头侧到达 T4。正位像(图 7.9a)证实造影剂在 T4–L5 广泛扩散, 在 T11 以上和 L4 以下开始逐渐变细,外观具有"梭形"的特点。与前两例情况一样,造影剂主体可见许多小的充盈缺损,没有侧柱形成,也没有造影剂从椎间孔溢出,但显像轮廓光滑,而不是圆齿状。侧位像(图 7.9b)

显示造影剂明显分布于后方 (蓝色箭头),在 L3 处仅出现非常短的前侧柱状显影。大的前方充盈缺损(红色箭头)内只包含小的片状显影及少量气泡。横向隔膜似乎是最可能的诊断。造影剂所形成的光滑梭形外观在另外两次造影经历中也曾见过,而这种情况似乎是因为位于后侧硬膜外间隙的横向隔膜所导致,这比

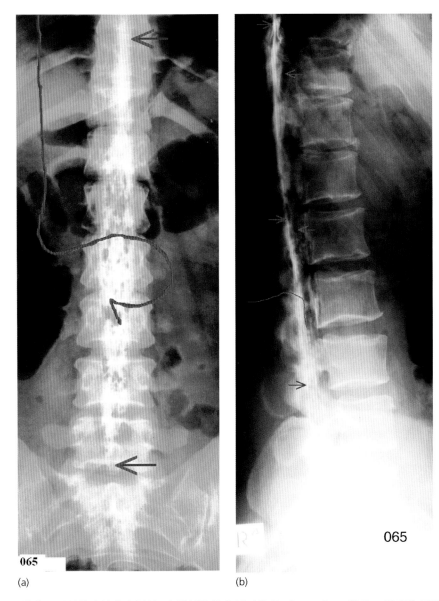

(a)   (b)

图 7.9 (a)正位像显示导管尖端指向尾端,造影剂扩散广泛而狭长,由 T5 至 L5(箭头),呈现特征性的"梭形"图像,轮廓光滑并含有气泡,提示造影剂分布于硬膜外间隙后方。(b)侧位像证实造影剂在硬膜外间隙的后方分布(蓝色箭头),仅在 L2 处形成一个较细的前柱,同时存在含有气泡和极少量造影剂的大片充盈缺损(红色箭头)。这些图像表明存在横向隔膜,且位置在硬膜外间隙内非常靠后。(待续)

前面两例所示的横向隔膜更为靠后。

对于这 3 例涉及横向隔膜的病例,我们似乎有理由推测硬膜外导管的尖端位于背外侧硬膜外间隙的后房中,但鉴于造影剂的横向流动不受限制,推测不存在明显的中隔,中线隔膜有可能是不完整(如图 7.7c)或有可能是缺失的(如图 7.9c)。由横向隔膜所导致的局部麻醉药扩散障碍似乎通常地,至少部分地,可以通过增加注射的局部麻醉药量来加以克服,此时局部麻醉药很可能从后方的"房室"内渗漏

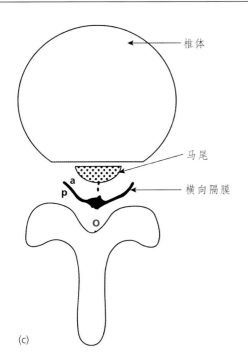

图 7.9（续） （c）硬膜外间隙隔膜解剖图及推测的导管尖端位置（O），位于硬膜外间隙后方背外侧。

出来。

7.6 结论

本章共介绍了三种不同类型的可能阻碍硬膜外间隙内液体流动的隔膜屏障。在我们的研究中，超过一半的阻滞失败病例均由硬膜外间隙分隔所导致。不管是真正的中线隔膜、横向隔膜或是两者共同存在，梗阻都可能导致硬膜外阻滞失败或不完全。我们认为在我们的产妇中，明显的硬膜外隔膜发生率约为3%，其中一些患者需要在不同的间隙置入第二根硬膜外导管才能达到满意的阻滞效果。硬膜外造影似乎在阐明单侧阻滞和其他不完全阻滞的发生机制中具有重要作用，因为这些情况在将来很可能再次发生。

（李想 译　张青林 校）

参考文献

1 Blomberg RG (1986) The dorsomedian connective tissue band in the lumbar epidural space of humans. An anatomical study using epiduroscopy in autopsy cases. *Anesthesia and Analgesia*; 65:747–752.

2 Savolaine ER, Pandya JB, Greenblatt SH, Conover SR (1988) Anatomy of the lumbar epidural space: New insights using CT-epidurography. *Anesthesiology*; 68:217–220.

3 Hogan QH, Lynch K, Lacitis I (1993) Histologic features of epidural soft tissue and its relation to the dura and canal wall. *Regional Anesthesia*; 18(2S):54.

4 Hogan QH (1999) Epidural catheter tip position and distribution of injectate evaluated by computed tomography. *Anesthesiology*; 90:964–970.

5 Hatten HP (1980) Lumbar epidurography with metrizamide. *Radiology*; 137:129–136.

6 Seeling W, Tomczak R, Merk J, Mrakovcić N (1995) Comparison of conventional and computed tomographic epidurography with contrast medium using thoracic epidural catheters. *Anaesthetist*; 44:24–36.

7 Hogan QH (1991) Lumbar epidural anatomy. A new look by cryomicrotome section. *Anesthesiology*; 75:767–775.

8 Gaynor A (1990) The lumbar epidural region: Anatomy and approach. In *Epidural and Spinal Blockade in Obstetrics*, editor Reynolds F. Balliere Tindall, London, pp. 1–18.

9 Capogna G, Celleno D, Simonetti C, Lupoi D (1997) Anatomy of the lumbar epidural region using magnetic resonance imaging: a study of dimensions and a comparison of two postures. *International Journal of Obstetric Anesthesia*; 6:97–100.

10 Boezaart AP, Levendig BJ (1989) Epidural air-filled bubbles and unblocked segments. *Canadian Journal of Anaesthesia*; 36:603–604.

11 Dalens B, Bazin J, Haberer J (1987) Epidural bubbles as a cause of incomplete analgesia during epidural anesthesia. *Anesthesia and Analgesia*; 66:679–683.

第 **8** 章

脊柱畸形与硬膜外阻滞

显著脊柱畸形患者,无论是先天或后天所致,在进行硬膜外穿刺或导管置入时都可能面临操作困难或失败的情况。即便穿刺获得阻滞效果,这种阻滞通常呈补丁状且无法满足外科手术要求。较低程度的畸形也可能导致阻滞不全或异常广泛阻滞。本章所讨论的与硬膜外阻滞有关的脊柱畸形包括:

(1)脊柱侧凸。

(2)脊柱后凸或脊柱前凸。

(3)脊柱病变/脊柱手术史。

(4)先天性脊柱分节不全。

(5)SBO。

图 8.1 展示了一例多年前硬膜外阻滞失败的病例,该产妇存在严重先天性脊柱侧后凸畸形。经多位"资深专家"尝试,但无论是硬膜外、骶管或是蛛网膜下隙均无法定位,同时患者存在严重的张口受限,无法进行气管插管,因此该产妇在局部浸润麻醉下行择期剖宫产手术,仅出现轻度不适。

8.1 脊柱侧凸

多年来,绝大部分脊柱侧凸患者在青少年时期便已经进行了矫正手术治疗。采用 Harrington 棒内固定器,曾是脊柱侧凸常见的治疗手段(图 8.2),但这种手术方式现已被取代。我们现在所见到的病例是这种治疗方法的最后

一批患者,她们现已到生育阶段。目前的手术技术更加微创,可能包括前路松解联合后路内

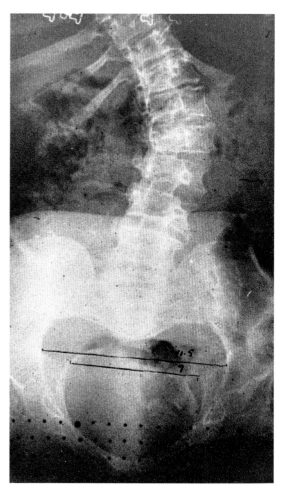

图 8.1 骨盆正位像(1974 年)显示重度脊柱侧后凸畸形,宫腔内可见胎头。

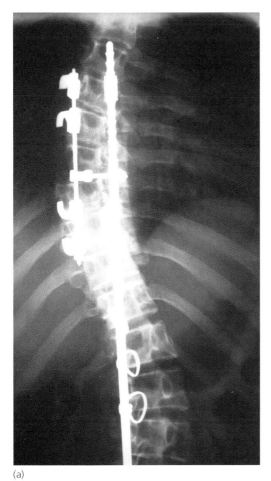

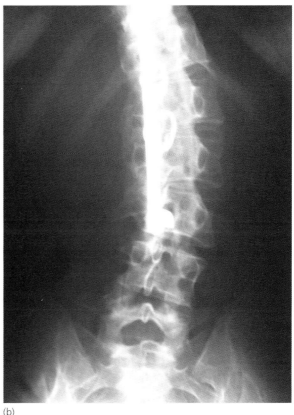

(a)　　　　　　　　　　　　　　　(b)

图 8.2 （a）正位像显示家族性脊柱侧凸采用 Harrington 棒内固定器术后的脊柱上段。（b）正位像显示家族性脊柱侧凸 Harrington 棒内固定器术后的脊柱下段，伴 S1 节段 SBO。

固定器，以及脊柱融合[1]。

　　对于合并明显脊柱侧凸[1]，特别是接受过脊柱手术治疗的患者[2]，可以预见到硬膜外阻滞不全。然而，我们惊讶地发现，即便是患者自身都未曾察觉的轻微脊柱侧凸，硬膜外阻滞的效果，至少在初期往往是补丁状或单侧的，特别是在分娩镇痛中使用低浓度局部麻醉药时尤为明显。为获得满意的阻滞效果，可在相邻间隙再次进行硬膜外置管[3]或进行蛛网膜下隙阻滞[4]。

　　妊娠期女性一旦在产后的影像学检查中发现脊柱侧凸，通常会回想起许多年前在学校的体检中被诊断出脊柱侧凸。脊柱侧凸是影响硬膜外阻滞效果的一个主要因素，在所观察的100 例硬膜外阻滞失败或阻滞不全的产妇病例中，23%存在脊柱侧凸，是排名第二的常见阻滞失败原因，仅次于硬膜外间隙隔膜。

病例 8.1：持续单侧阻滞

　　患者，29 岁产妇，既往未发现任何脊柱畸形，无背部不适症状。麻醉医师进行硬膜外操作时未发现存在畸形。选取 L2–L3 硬膜外穿刺，通过 Tuohy 穿刺针注射 0.375%布比卡因

5mL,之后硬膜外置管,深度为 3cm,通过硬膜
外近侧孔导管(Portex)注射相同浓度布比卡因
15mL,出现持续右侧阻滞。10min 后测右侧麻
醉平面 T9,镇痛满意,没有明显的运动阻滞,
但左侧完全没有麻醉效果,即使左侧卧位追加
冲击量 6mL 布比卡因后,依然没有改善。选择
L3-L4 重新穿刺,追加 2%利多卡因 16mL,情
况依旧同前,只能肌注药物镇痛。这是非常罕
见的病例,无论是大剂量重复注射的局部麻醉

药还是造影剂,均无法通过中线到达对侧。

硬膜外造影所见：脊柱侧凸,显著单侧显影

产后正位像(图 8.3a)显示胸腰段轻度脊
柱侧凸,脊柱左凸为主,可见下胸椎棘突的旋
转。在 L4 处可见硬膜外导管尖端,位于中线
右侧,置管时向头侧置管,但造影显示指向尾
侧。造影剂大多局限于椎管右侧,T10 到骶部
的椎间孔造影剂溢出明显(箭头)。在左侧,仅

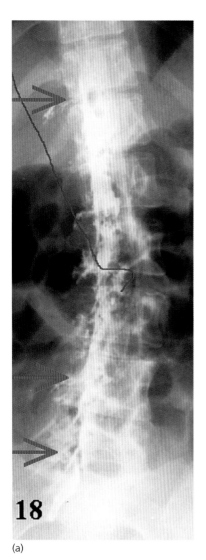
(a)

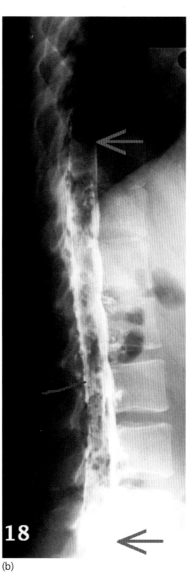
(b)

图 8.3　(a)正位像显示轻度脊柱侧凸。造影剂主要分布于右侧 T10-S1,并伴有大量造影剂经椎间孔溢出(箭头),左侧 T10-L2 仅可见片状显影。(b)侧位像显示腰椎前凸消失,下胸段及腰段硬膜外间隙造影剂呈补丁状扩散(箭头)。

在 T10-L2 间有一处小面积片状显影, 未见造影剂椎间孔溢出。

硬膜外造影侧位像(图 8.3b)显示腰椎曲度明显变直, 失去了正常的脊柱前凸, 后侧的柱状显影在一些地方呈现斑片状, 但造影剂在右侧硬膜外间隙的充盈分布大体均匀。对于这一病例, 脊柱侧凸导致的脊柱曲度改变, 似乎很可能是导致硬膜外间隙药物扩散不均匀的主要原因, 药物倾向于分布在侧凸曲线的内侧。然而, 脊柱侧凸还有可能引起导管尖端向尾侧置管, 以及更为常见的导管偏向一侧(这个病例偏向右侧)。

病例 8.2:反复单侧阻滞

36 岁初产妇, 行 L2-L3 硬膜外穿刺, 顺利置入三侧孔导管(Portex), 深度为 4cm, 既往无脊柱侧凸或背部不适病史。2h 内硬膜外间隙注入 0.125% 布比卡因 40mL, 但持续出现右侧单侧阻滞。检查发现, 穿刺点部位覆盖敷料完全被液体浸透。拔除硬膜外导管后在同一穿刺点再次穿刺置管, 通过 Tuohy 穿刺针给予相同浓度的布比卡因 15mL, 双侧阻滞效果满意, 但90min 后通过导管追加药物, 再次出现单侧阻滞, 之后进行了硬膜外造影。

硬膜外造影所见:脊柱侧凸,单侧显影

正位像可见导管尖端位于 L3 的中线, 轻度脊柱侧凸, 腰部曲线左凸以及多个下段胸椎椎体旋转(图 8.4a)。正位像同时显示造影剂完全分布于右侧 T10-L5(箭头)。侧位像(图8.4b)显示腰椎前凸增加, 造影剂均匀一致分布于(右侧)腰部硬膜外间隙(箭头), 并具有明显的前后两侧柱状显影, 而在 L2 以上无前侧柱状显影。

前述两个病例几乎完全是单侧阻滞, 可能直接归因于脊柱侧凸的存在。当造影剂内流受

阻时, 便会出现沿导管逆向外流, 发生造影剂向竖脊肌或皮肤的逆向流动, 这在发生单侧阻滞的病例中很常见(见图 6.8c)。病例 8.3 似乎同时出现了脊柱侧凸和硬膜外间隙中线分隔的情况。

病例 8.3:持续单侧阻滞

36 岁初产妇, 行 L3-L4 硬膜外阻滞, 顺利置入近侧孔硬膜外导管(Portex), 既往无背部不适或脊柱侧凸病史。分娩过程约 10h, 期间反复推注 0.375% 布比卡因, 共 60mL, 但左侧镇痛效果不满意。之后行紧急剖宫产, 采取全身麻醉。

硬膜外造影所见:脊柱畸形、脊柱侧凸和可疑分隔存在

正位像提示轻度脊柱侧凸, 硬膜外导管尖端位于 L3-L4, 偏向右侧(图 8.5a)。造影剂推注困难, 存在较大阻力, 90s 后才注入造影剂10mL。初期仅可在右侧见造影剂, 以及笔直的中线边界, 45s 后出现椎间孔溢出, 90s 后 T10以下少量造影剂流向左侧。硬膜外造影正位像(图 8.5a)提示轻度脊柱侧凸, 以胸腰段左凸为主, 下胸段棘突旋转明确。右侧 T8-L5 可见造影剂, 伴有大量椎间孔溢出(红色箭头)。左侧仅可在 T10-T11 见少量造影剂, 窄柱状扩散至 L3(蓝色箭头)。侧位像(图 8.5b)质量较差, 但依然可见比较均匀一致的造影剂在腰部硬膜外间隙扩散, 至少在右侧硬膜外间隙是如此分布, 同时存在后侧柱状显影。脊柱侧凸很可能是造影剂异常扩散的主要原因, 但鉴于造影剂扩散中出现的笔直中线边界, 不能排除同时合并中线分隔的可能性。

对合并轻度脊柱侧凸的 6 例硬膜外造影回顾发现, 最显著的特征是造影剂几乎完全单侧扩散, 背离脊柱曲线侧凸方向(造影剂容易

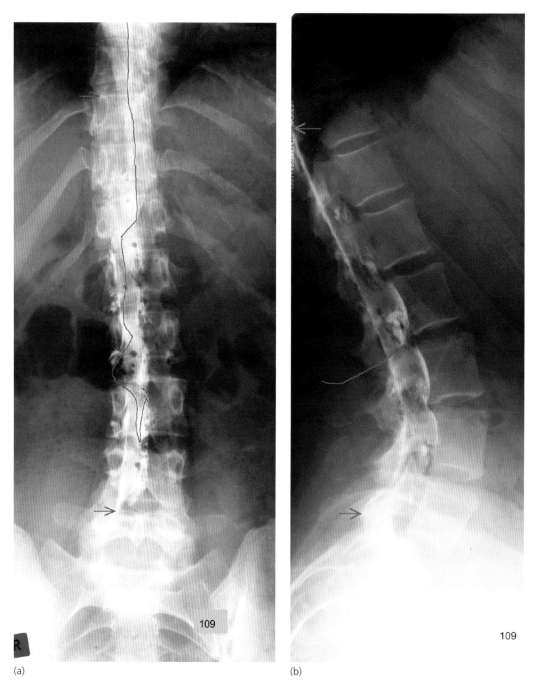

(a)   (b)

图 8.4　(a)正位像显示轻度脊柱侧凸，T10–L5 之间造影剂几乎完全位于右侧(箭头)，伴右侧椎间孔溢出。(b)侧位像显示腰椎前凸增加，造影剂在腰部硬膜外间隙内均匀一致扩散，但前侧柱状显影未延伸到 L2 以上。

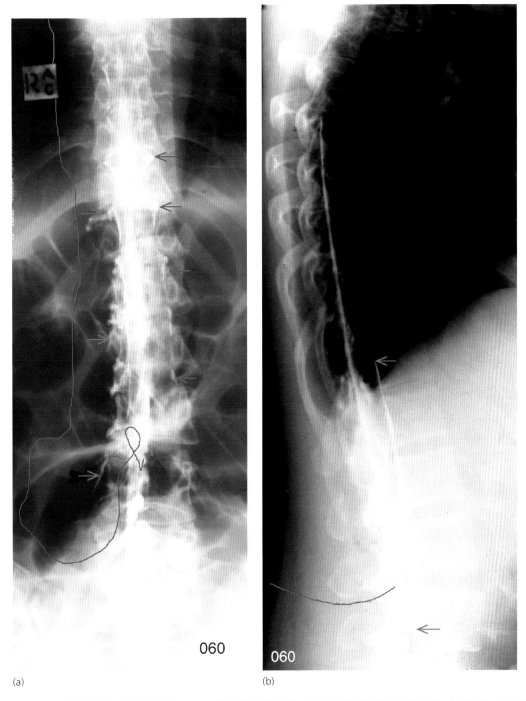

(a)　　　　　　　　　　　　　　　　　　　　(b)

图 8.5　(a)正位像显示轻度脊柱侧凸,T8–L5 造影剂大部分位于右侧,可见笔直的中线边界,右侧可见大量造影剂经椎间孔溢出(红色箭头)。左侧仅在 T10–T11 可见少量造影剂,向下形成窄柱状显影,扩散至 L3(蓝色箭头)。
(b)侧位像显示脊柱侧凸,造影剂在腰部硬膜外间隙均匀一致扩散(箭头),向上形成广泛的后侧柱状显影。

向脊柱弯曲内侧扩散），和之前硬膜外阻滞局部麻醉药扩散一致，但有时可能会有变化。对于脊柱侧凸引起的阻滞失败，有时追加局部麻醉药会有所改善，或者需要再次进行硬膜外穿刺置管。我们发现置入第二根硬膜外导管是有帮助的，方法是在相邻间隙未阻滞一侧，旁正中入路进行硬膜外穿刺置管。

8.2 脊柱后凸和脊柱前凸

脊柱后凸、脊柱前凸和脊柱侧凸经常同时存在，特别是在老年人群中，但也可能单独出现。单纯的脊柱后凸畸形或前凸畸形，与阻滞失败或阻滞不全并没有明确的相互关联，但硬膜外局部麻醉药向头侧的广泛扩散确实可见于这两种畸形。此外，明显的腰椎前凸的确增加了硬膜外穿刺置入困难，特别是对于缺乏经验的人员，其失败率更高。

病例 8.4：高位阻滞

66 岁患者，合并明显的脊柱后凸畸形，硬膜外麻醉下行截石位妇科手术，由于极度的脊柱后凸，需要三个枕头才能将头部和颈部置于舒适的位置。选取 L2-L3 正中入路硬膜外穿刺，置入侧孔导管（Portex），深度为 3cm，给予 1.5%利多卡因 16mL。20min 后阻滞效果满足手术要求，但感觉阻滞平面持续升高，40min 后达到 T2，伴随轻度血压下降，无呼吸困难。

硬膜外造影所见：脊柱后凸伴高位的后方造影剂显影柱

正位像（图 8.6a）显示明显的椎体退行性改变，T2-L5 造影剂呈广泛的补丁状扩散，形成不规则的圆齿状轮廓。椎间孔造影剂溢出明显，在多个节段出现少见的"菜花状"外观（箭头）。下段侧位像显示典型的造影剂在腰部硬

膜外间隙均匀一致扩散。上段侧位像（图 8.6b）可见前侧柱状显影终止于 L1，后侧柱状显影沿后凸曲线持续上升至 T2（箭头）。

高位阻滞后，造影常可见广泛的后侧柱状显影，这在老年妇科患者中非常常见。但很难确定高位感觉阻滞是否完全由脊柱后凸畸形引起，因为很可能也是由于老年退行性改变，导致局部麻醉药通过椎间孔流出受限所致。

8.3 脊柱病变/脊柱手术

之前许多神经外科医师和骨科医师都极力反对合并严重背部疾患的患者在分娩、剖宫产或其他腹部手术中接受硬膜外或蛛网膜下隙阻滞，即使是脊柱手术多年以后，因为担心会破坏手术效果，损伤脊髓或神经根，加重之前的背部症状。幸运的是，目前观念已经有所转变。然而，在一些急性椎间盘突出的病例处置中，似乎仍然存在类似的情况，一方面许多临床医师成功地使用硬膜外阻滞来缓解（产妇）疼痛，而另一些医师则在没有任何确凿证据的前提下强烈反对采用这样的方式。对于合并急性椎间盘突出的产妇，偶尔会有阻滞不全，但不采取硬膜外镇痛似乎是非常不符合逻辑的[3]。

对于脊柱内固定杆、内固定棒或植骨等手术术后，实施椎管内麻醉很可能会遇到穿刺困难或无法穿刺的问题，硬膜外间隙可能部分，或者个别情况下完全被纤维粘连阻塞[1]。硬膜外间隙粘连可能是由术中和术后血液进入硬膜外间隙引起，或者也可能是由于纤维环撕裂导致间盘物质渗漏到硬膜外间隙。补丁状阻滞时常出现，但如果经过耐心、细致的护理，还是有可能获得满意的阻滞效果[5-7]。

病例 8.5 至病例 8.7 为脊柱手术术后病例，第 1 例合并椎体滑脱[8]，同时选择另一例合并脊

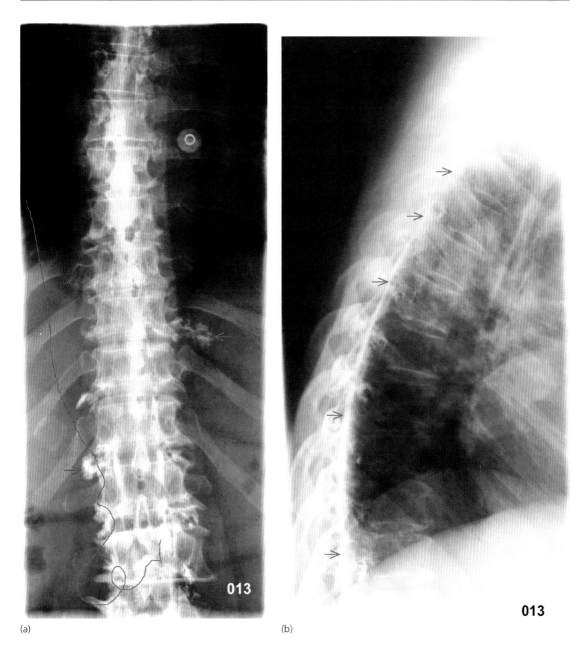

(a)　　　　　　　　　　　　　　　(b)

图 8.6　(a)正位像显示老年患者,脊柱后凸畸形。T2–L5 造影剂呈广泛的补丁状扩散。椎间孔造影剂溢出明显,在多个节段出现少见的"菜花状"外观(箭头)。(b)上段侧位像显示严重脊柱后凸畸形,后侧柱状显影沿后凸曲线持续上升至 T2(箭头)。

柱畸形但未接受手术治疗的患者作为对照（图 8.7）。这例患者影像学提示 L5 相对于 S1 明显向前滑脱,在等待脊柱手术期间,进行剖宫产手术,实施 L2–L3 硬膜外阻滞,麻醉效果满意。

病例 8.5：脊柱融合术后阻滞成功

42 岁初产妇,行择期剖宫产,既往合并严重的 L5–S1 椎体滑脱,16 岁时在欧洲接受脊

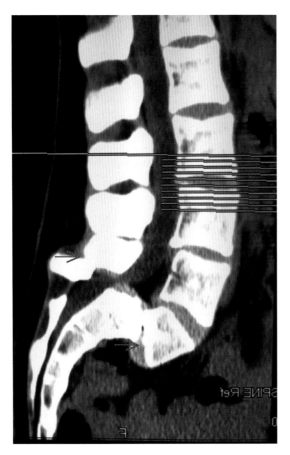

图8.7 腰椎侧位 MRI 显示未矫正的腰椎滑脱，S1 位置可见明显的 L5 椎体前移（箭头），L2-L3 硬膜外阻滞效果满意。

柱融合手术。妊娠期仅有轻微腰背痛。妊娠晚期会诊提示身材矮小（身高 1.50m，体重 48kg），有明显的驼背，极度的腰椎前凸，以及骶骨倾斜角过大。腰椎中线可见致密瘢痕，腰椎棘突无法触及。近期 X 线片显示高度扭曲的解剖结构。在正位 X 线片中（图8.8a），L1 以下的腰椎无法识别。侧位像（图8.8b）可以识别一些腰骶部解剖结构，但在 L3-L5 椎体（箭头）后部可见大量的植骨或新骨形成。由于骶骨倾斜角过大，背部超声检查非常困难，无法参考。

在手术之前，选取中线最低点可触及的椎

间隙，使用 Tuohy 针行硬膜外穿刺，置入末端开口导管（Arrow），深度为 5cm。由于解剖标志无法辨识，导管置入节段水平很难评估，但T3-S2 的阻滞是完全令人满意的。之后进行硬膜外造影检查，注射造影剂时造成下腰部不适，因此在推注 6mL 造影剂后停止注射。

硬膜外造影所见：胸段造影可见典型的造影剂异常分布

透视可见硬膜外导管在 T9-T10 置入，导管尖端处于中线，造影剂在 T5-T11 可见典型的两侧柱状显影。正位像（图 8.8c）显示左侧（箭头）少量造影剂向下扩散至 T10/11，而侧位像（图 8.8d）显示造影剂向上扩散至 T5（箭头）。

患者已完全康复，产后 2 周就开始风帆冲浪了。

病例 8.6：脊柱内固定术后阻滞成功

35 岁产妇，臀位，择期行剖宫产术。患者青春期时出现明显的脊柱侧凸，并在 15 岁时进行了 Harrington 棒内固定。患者两年前生产第一胎时，在 L3-L4 实施正中入路硬膜外穿刺置管，出现明显的右侧单侧阻滞，尽管追加了局部麻醉药并拔出部分导管，麻醉效果未见改善。

妊娠晚期，结合影像学资料进行会诊时，患者主诉偶发下腰部疼痛，物理治疗后有所缓解，背部可见广泛的脊柱旁正中手术瘢痕。此次麻醉选取 L2-L3 穿刺点，恰好位于瘢痕终点之下，采取正中入路，尝试 3 次后穿刺成功，置入末端开口导管（Arrow），深度为 5cm。之后推注 0.875% 罗哌卡因 20mL，出现完全右侧单侧阻滞，约 20min 麻醉平面逐渐扩散至 T4。之后 25min 内追加 15mL，逐渐出现左侧阻滞，但平面只到 T10。告知患者麻醉阻滞不全，但患者选择就这样开始手术，总体效果满意，但当

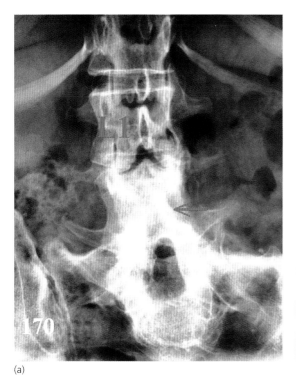

(a)

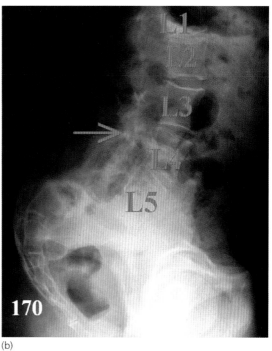

(b)

图 8.8 (a)L5–S1 脊
柱融合后的正位像显
示 L1 以下椎体解剖严
重扭曲，并有植骨和新
骨形成(箭头)。(b)L5–
S1 椎体滑脱的脊柱融
合术后的侧位像提示
显著的腰椎前凸和骶
骨倾斜角过大，同时
L4–S1 椎体融合，植骨
和新骨形成（箭头）。
(c)推注 6mL 造影剂后
正位像上可见导管尖
端在 T9–T10 间隙处，
造影剂向下扩散至左
侧的 T10–T11 处（箭
头）。(d)推注 6mL 造影
剂后的侧位像上可见
T5–T11 造影剂均匀一
致扩散。

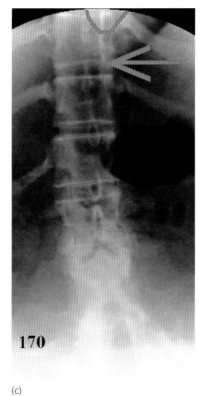

(c)

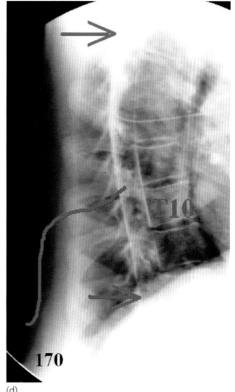

(d)

牵拉腹膜时,会出现短暂左上腹刺痛。之后进行了硬膜外造影。

硬膜外造影所见:脊柱侧凸,单侧阻滞为主

在透视下可见硬膜外导管在L2–L3节段被靠下的内固定棒底端(图8.9a)部分遮挡,导管位于中线右侧。正如预期,造影剂的初始扩散完全位于右侧,仅有少量扩散至中线对侧。推注10mL造影剂后,放大的局部正位像上(图8.9b)可见造影剂在L1–L5单侧扩散为主(蓝色箭头),多个节段可见明显的右侧椎间孔溢出(红色箭头),左侧仅有少量造影剂扩散。在侧位像上(图8.9c),腰椎呈直立状态,正常腰椎前凸消失,造影剂均匀一致地在腰部硬膜

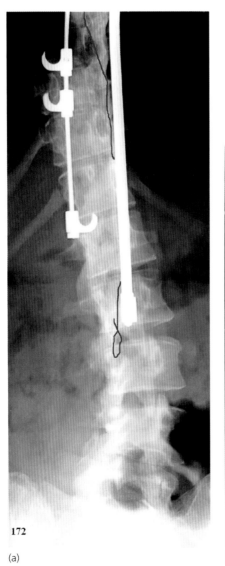

(a)

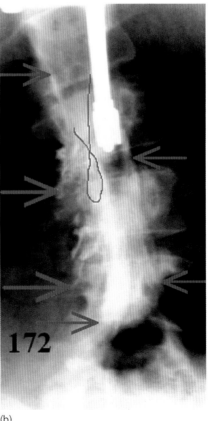

(b)

图8.9　(a)正位X线片显示脊柱侧凸和Harrington棒内固定器术后,腰部曲线左凸,导管尖端位于L2–L3中线右侧。(b)硬膜外造影正位像(局部放大)显示造影剂在L1–L5右侧分布为主(蓝色箭头),经右侧椎间孔明显溢出(红色箭头)。(待续)

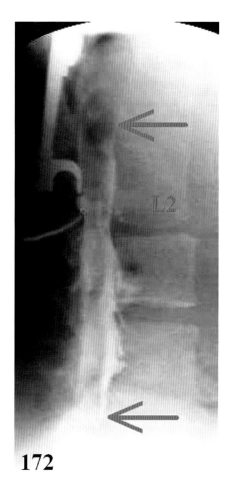

172

(c)

图 8.9(续)　(c)硬膜外造影侧位像显示 Harrington 棒底端腰椎前凸消失，造影剂在 L1–L5 硬膜外间隙内（右侧）均匀一致扩散。

外间隙内扩散。

病例 8.7：骶管阻滞失败

78 岁患者行阴式子宫切除术，既往因慢性椎间盘疾病行椎板切除术和脊柱融合术，目前无任何背部症状。选择切口上缘最近的间隙 T12–L1 进行硬膜外穿刺，穿刺顺利，置入 19G 终端开口导管（Arrow），深度为 3cm。坐位注射 1.5% 的利多卡因 15mL，双侧阻滞平面达到

T8，但骶区针刺测试仅有补丁状阻滞。手术开始后出现会阴区不适，通过局部浸润麻醉得以缓解。

硬膜外造影所见：腰部造影剂扩散受限

透视可见明显的骨质退行性变，L3、L4 和 L5 椎板切除术后，L4 和 L5 螺钉固定（图 8.10a）。在 T12 处可见非透光导管，其尖端位于中线并指向头侧。30s 注射 13mL 造影剂，可见 T12 和 L2 之间造影剂聚集，大量造影剂经腰椎椎间孔溢出。即便再次注入 7mL 造影剂，造影剂无法扩散至 L2 以下。硬膜外造影正位像（图 8.10a）上最终可见造影剂扩散上端到达 T4（上方箭头之上），下端位于 L2，并可见相当明显的分界点（下方箭头）。在侧位像上（图 8.10b），硬膜外造影剂的显影同样在 L2 下方被突然阻断，很可能此处间隙被致密的纤维组织所占据（下方箭头）。在 L2 以上，存在一些小的充盈缺损，但造影剂在硬膜外间隙可以很好地均匀一致扩散。推测看来，手术粘连阻碍了硬膜外局部麻醉药以及之后的造影剂向尾部扩散。

这三个病例说明，对于合并脊柱病变或脊柱手术史的患者，进行硬膜外阻滞可能会遇到困难。我们可以通过增加局部麻醉药容量改善阻滞不全，有时也可以同时在相邻的间隙使用两根硬膜外导管，但即便如此，阻滞不全依然无法完全避免。

8.4 先天性脊柱分节不全

病例 8.8：腰段硬膜外导管回抽可见液体回流

患者 28 岁，既往有慢性轻度腰背痛病史，于 L3–L4 硬膜外阻滞下行开腹子宫切除术，硬膜外穿刺成功后，通过 Tuohy 穿刺针，分次追加局部麻醉药共 20mL，麻醉效果满意。但异

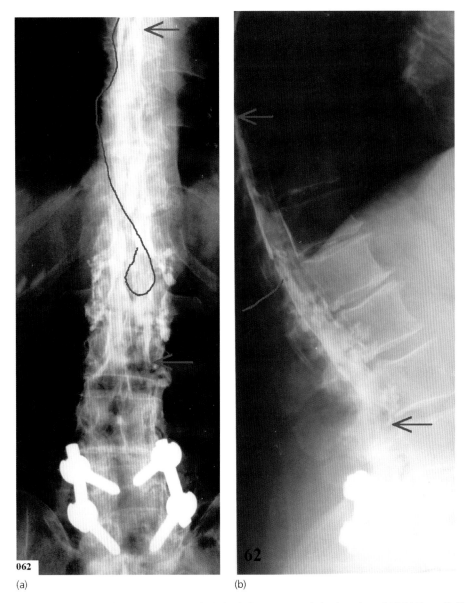

(a)　(b)

图 8.10　(a)硬膜外造影正位像上，L3、L4 和 L5 椎板切除术后，L4–L5 螺钉内固定。造影剂从 T8 扩散至 L2（下方箭头）即突然中断，且呈碎片状。唯一明显的椎间孔溢出位于 L1 和 L2。(b)硬膜外造影侧位像显示椎间盘术后改变，硬膜外间隙显影在 L2 中断（下方箭头），造影边缘不规则，提示有纤维反应。

常之处在于每次追加 5mL 局部麻醉药后回抽均可见液体。同样，术后硬膜外镇痛期间，每追加 10mL 单次负荷量后在长达 1h 内，通过硬膜外导管（三侧孔，Portex）回抽均可见 3~5mL 清亮液体，但硬膜外镇痛效果满意。每次回抽到的液体均被送检，证实均不是 CSF。由于患

者对碘过敏，未进行硬膜外造影。

影像学所见：先天性脊柱分节不全

正侧位像（图 8.11）均显示有先天性脊柱分节不全，T12/L1 和 L2/L3 椎体融合，L3/L4 和 L4/L5 椎间隙增宽。此外还有轻度脊柱侧凸，椎管直径大于常规尺寸（箭头）。

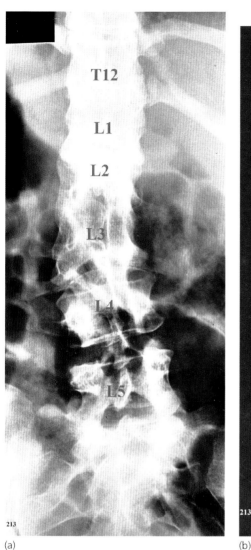
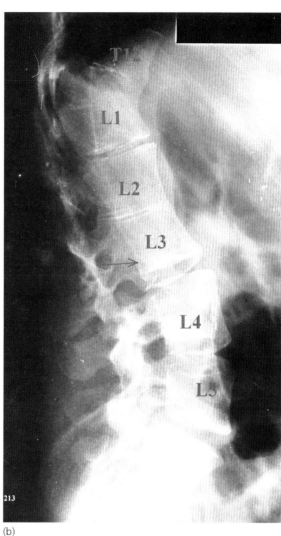

图 8.11　(a)正位 X 线片显示先天性腰椎分节不全。(b)侧位片显示先天性腰椎分节不全,椎管相对较宽(箭头)。

　　脊柱分节不全在日常的影像学检查中比较常见,可能是由脊柱分段发育失败所致[9]。其硬膜外间隙比正常宽大,可以积聚大量局部麻醉药,而最初通过 Tuohy 针注药,之后使用硬膜外导管维持,这使得局部麻醉药很可能被回抽到。这种情况并不常见,在我们统计的病例中大约 500 例有 1 例发生,同时更需要关注的是可能发生硬脊膜穿破。

8.5 隐性脊柱裂

　　隐性脊柱裂(SBO)在日常脊柱腰骶部影像检查中经常可见,因此在我们研究的 181 例患者中(其中 3 例未进行硬膜外造影),不可避免也会遇到类似病例。另有 4 例合并 SBO 的产妇转诊来进行产前评估,但未接受椎管内麻醉。我们试图对这种解剖结构异常与硬膜外阻滞的相关性进行评估，特别是对于产妇。

SBO在麻醉学教材中很少被提及，在一些期刊文章中会有一些介绍，但有时往往会产生误导。例如1988年，一例SBO患者仅有轻度影像学改变，但作者讨论后得出错误的结论，认为"在病变节段进行硬膜外穿刺必定会导致穿破硬脊膜"[10]。此外1996年的个案报道同样认为不能对合并脊柱裂的患者实施硬膜外阻滞[11]。我们有必要对此进行澄清，分类解读参见下文。

8.5.1 椎管闭合不全

椎管闭合不全用于描述所有与后部椎弓闭合失败相关的缺陷。文献中对于这些缺陷的精确分类存在一些混淆[12]，但划分成3类可能较为合理。

8.5.1.1 囊性脊柱裂

最严重的患者表现为囊性脊柱裂(或裂孔)，其涉及复杂的骨性异常和神经结构囊性突出，其形式为脊膜膨出或脊髓脊膜膨出。过去，这类缺陷在妊娠期女性中很少遇到，但随着平均寿命的延长和生活质量的提高，这种情况已经发生了变化，且有许多成功的阻滞案例报道[13]。

8.5.1.2 隐性脊柱裂

隐性脊柱裂(SBO)非常常见，通过影像学检查，在澳大利亚发病率为5%~20%，而在美国达到18%~34%[14]。SBO包括单个椎板闭合不全，或偶有两个相邻的椎板闭合不全，最常见于腰骶部区域，不合并其他结构畸形。骨性缺损没有明确的临床意义，可以安全地实施硬膜外或蛛网膜下隙阻滞。SBO多是在影像学检查时被偶然发现的(图8.12和图8.13，均达到满意的阻滞效果)，许多放射科医师都认为没有必要将其写入常规报告。

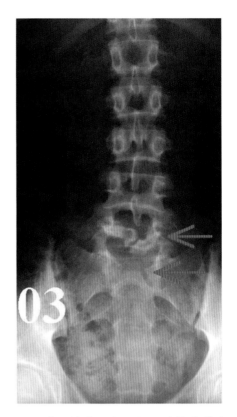

图8.12 正位X线片显示L5和S1脊柱裂(箭头)。硬膜外阻滞效果良好。

8.5.1.3 隐性椎管闭合不全

第三类介于上述两类之间，骨性缺损伴随不同严重程度的脊髓异常[12]，包括椎管内脂肪瘤、皮毛窦、皮样囊肿、纤维条带和脊髓纵裂(脊髓先天性被骨、纤维或软骨刺分裂)。这些患者可能没有神经系统症状，或只有轻微的下肢运动或感觉障碍，伴或不伴膀胱功能障碍。脊髓栓系是脊髓下端延伸超过L2-L3间隙，许多这类患者均有该特征，同时在异常骨性结构的皮肤表面常伴有诸如一束毛发、一个浅凹、一个窦道、葡萄酒斑、其他血管瘤或痣等表现。如果患者在胸腰段出现这些征象，或出现神经系统症状，或有多于一个节段椎板未闭合的影像学证据，应在硬膜外或蛛网膜下隙阻滞前通过MRI排除脊髓栓系。我们对两例背部

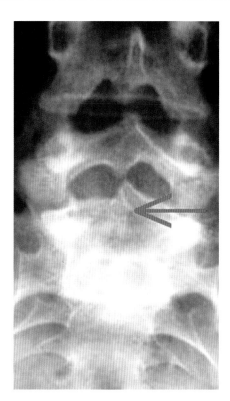

图 8.13　S1 正位 X 线片显示脊柱裂(箭头)。硬膜外阻滞效果良好。

有皮毛窦,另外两例中线处有异常凸起痣的患者进行了检查,发现全部都合并 SBO。

　　一名产妇在妊娠早期出现持续性严重腰背痛,检查发现先天性腰椎半椎体,是另一种很常见的椎体异常, 同时影像显示还伴有 S1 的脊柱裂(图 8.14,箭头),这一病例未选择椎管内麻醉进行分娩镇痛。

8.5.2 研究结果

　　在 181 例病例中,已证实的椎管闭合不全有 22 例,其中有 2 例产妇为前后两次分娩,因此共有 20 例患者纳入研究, 总体畸形发生率为 12.2%。20 例患者中有 4 例在硬膜外阻滞之前即已知晓其所合并的脊柱问题,因此在入院前,便携带影像学资料请麻醉医师进行了会诊,这对于之后的诊疗计划非常有帮助。20 例

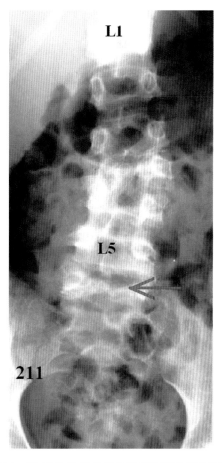

图 8.14　S1 正位 X 线片显示先天性腰椎半椎体和脊柱裂(箭头),未进行区域阻滞。

患者中 18 例合并 SBO,2 例合并隐性椎管闭合不全伴皮毛窦。

8.5.2.1 产妇合并隐性脊柱裂

隐性脊柱裂发病率

　　146 名产妇中有 18 名合并 SBO(12.3%),我们将最先对其进行讨论(图8.15)。另外 4 名在妇科手术患者中发现。18 例产妇中 3 例患者硬膜外阻滞效果满意,6 例患者出现阻滞并发症,另外 9 例至少在开始时未达到满意阻滞效果。这些结果并不令人惊讶,因为我们研究的主要目的就是调查复杂或效果不佳的阻滞。

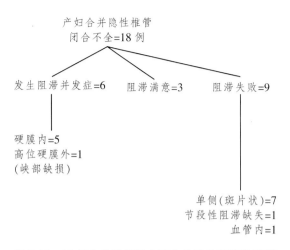

产妇合并隐性椎管
闭合不全=18例

发生阻滞并发症=6　　阻滞满意=3　　阻滞失败=9

硬膜内=5
高位硬膜外=1
(峡部缺损)

单侧(斑片状)=7
节段性阻滞缺失=1
血管内=1

图 8.15　18 例合并椎管闭合不全患者的硬膜外阻滞结果。

阻滞并发症与隐性脊柱裂(图 8.15)

对发生阻滞并发症的 6 例合并 SBO 的产妇进行回顾,5 例发生硬膜内注射,1 例出现复发的高位阻滞(图 8.15)。

硬膜内注射和隐性脊柱裂

发生硬膜内注射的 10 个病例(见第 5 章 "5.2.2 硬膜内阻滞的临床表现"),均出现起效缓慢的补丁状阻滞,最后都需要重复追加局部麻醉药,仅偶尔会引起广泛阻滞。

在发生硬膜内注射的 5 个病例影像学中可见,S1 节段椎板均有轻度融合缺损,其中 2 例如图(图 8.16 和图 8.17)。由于病例太少,且抽样选择性太强,无法进行有效的统计分析,需要更多的数据,但发生硬膜内注射和 SBO 是否存在相关性值得进行推测。我们不知道为什么会发生硬膜内注射。病例报道指出"这些硬膜内注射发生在操作熟练的麻醉医师常规进行硬膜外穿刺置管后"[15]。对于合并 SBO 的患者,很可能合并先天性黄韧带和(或)硬膜缺损,使得穿刺置管时容易在无意中误入硬膜内间隙,但这些仅仅是推测,还需要更多的相关研究。

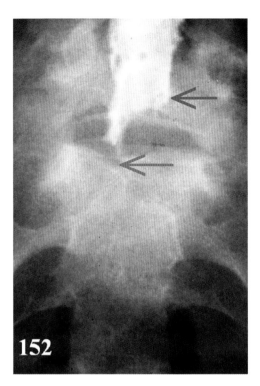

152

图 8.16　硬膜外造影(局部放大)的正位像显示 S1 节段 SBO(红色箭头),位于硬膜内显影的尾侧(蓝色箭头),与图 5.14b 为同一患者。

复发的高位硬膜外阻滞和隐性脊柱裂

该患者在剖宫产手术开始前,给予 1%罗哌卡因 20mL,出现了广泛的神经阻滞,麻醉平面达到 C6,伴有三叉神经受累。患者在 2 年前分娩时给予 0.125%的布比卡因 15mL 后,也发生了类似的高位阻滞。术后硬膜外造影显示 T11-L4 节段典型的硬膜外造影剂扩散(图 8.18),S1 节段可见脊柱裂。SBO 的发现完全是巧合。

阻滞不满意与隐性脊柱裂(图 8.15)

18 名合并 SBO 的产妇中有 9 名出现阻滞不满意。7 例患者分娩镇痛期间发生单侧或补丁状阻滞不全(图 8.15),其中 4 例证实存在中线分隔。该 7 例中的 6 例患者重新穿刺置管(2 例如图 8.19 和图 8.20),另外 1 例拔出部分导管后得以改善。

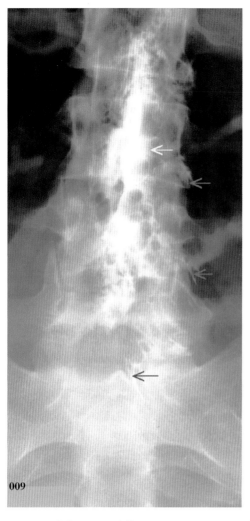

图 8.17　硬膜外造影正位像显示 S1 节段 SBO（红色箭头），硬膜外造影剂经椎间孔溢出（蓝色箭头），以及高密度的硬膜内显影（黄色箭头）。

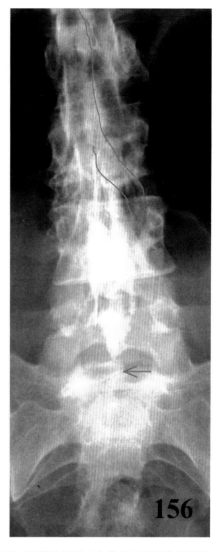

图 8.18　硬膜外造影正位像显示轻度脊柱侧凸,S1 节段 SBO（箭头）,高位阻滞后的造影出现典型的硬膜外造影剂扩散。

6 例重新穿刺置管患者中有 1 例合并椎弓峡部缺损（详见下文）。第 8 例阻滞不满意病例为剖宫产手术，由于明显的 T10-T11 支配区域"节段性阻滞缺失"，术中出现严重的下腹部疼痛。硬膜外造影正位像可见硬膜外显影在同侧 L1 水平突然中断（图 8.21,上方箭头）,S1 处可见 SBO（下方箭头）。

最后 1 例（第 9 例）发生局部麻醉药通过硬膜外导管部分入血，出现局部麻醉药中毒症状。可以看出,这些硬膜外阻滞不全与 SBO 并没有明显相关性。

8.5.2.2 隐性脊柱裂和椎弓峡部缺损

正如已经看到的,SBO 与其他骨性椎体病变,如椎弓峡部缺损、椎体滑脱[8]以及半椎体等有密切关系,这些结构异常对阻滞不全或失败可能存在的影响目前还不得而知。

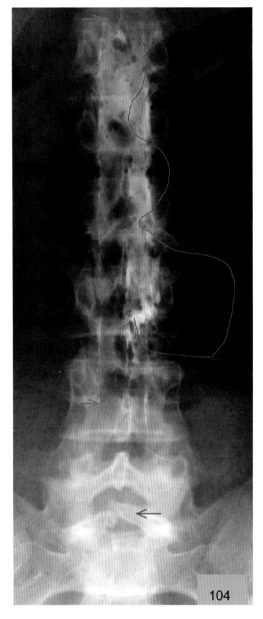

图 8.19 硬膜外造影正位像显示 S1 节段 SBO（下方箭头），左侧单侧显影（上方箭头），与左侧单侧阻滞相一致，几乎肯定是由中线分隔所引起。

病例 8.9：持续阻滞不全伴两块骨性缺损

　　35 岁初产妇进行分娩镇痛，麻醉医师注意到在 L4 椎体正中线上有一个异常微凸起的

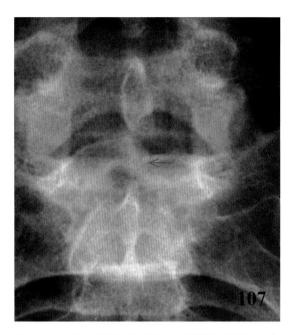

图 8.20 正位 X 线片（放大像）显示腰骶交界处 S1 节段 SBO（箭头），伴随持续的左侧单侧阻滞。

痣，除此之外，背部没有任何其他类似病变，既往无慢性腰背痛史，未诊断过 SBO。选取 L3–L4 进行硬膜外穿刺，第 2 次穿刺成功，置入末端开口硬膜外导管（Arrow），深度为 4cm，最初 7h 阻滞效果满意，之后患者主诉持续严重的下腹部和会阴部疼痛，反复追加 0.2% 罗哌卡因，但没有改善。针刺测试发现阻滞平面向上至 T8，但向下未及腰骶神经根。

　　进行穿刺部位检查发现，硬膜外导管固定完好，但导管依然被挤压退出 4cm，推测是硬膜外间隙压力过高所致。初始硬膜外穿刺后通过 Tuohy 穿刺针给予首剂量时可见明显回流，同时硬膜外镇痛泵持续输注时多次堵塞。选择 L2–L3 穿刺置入第二根硬膜外导管，分娩镇痛效果满意。

影像学所见：造影剂扩散受限、SBO 和峡部缺损

　　之后进行硬膜外造影，推注 12mL 造影剂

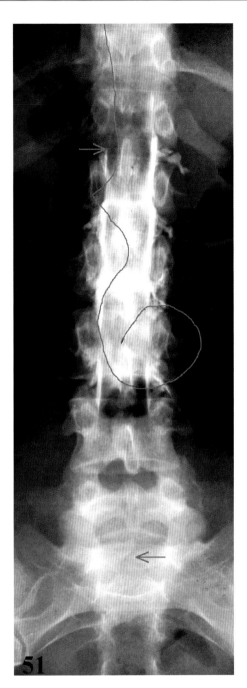

51

图 8.21 硬膜外造影正位像显示 S1 节段 SBO（下方箭头），T12-L4 硬膜外造影剂扩散受限，符合手术期间"节段性阻滞缺失"，出现持续性右侧 T10-T11 支配区域腹痛，造影剂扩散在右侧的 L1 节段突然中断（上方箭头）。

后可见 T10-L3 造影剂扩散受限，下腰部和骶部仅有极少量显影（图 8.22a，箭头）。除 S1 节段 SBO 外（红色箭头），放射科医师报道指出"L5 水平峡部区域有硬化（蓝色箭头），提示峡部缺损"。图 8.22b 为放大的视图，但斜视图可能才是检测峡部缺损的优选视角。

骨科医师和运动医学专家对于峡部缺损[8]非常熟悉，其发病率约为 5%。这种缺损也被称为"峡部裂"，是指形成上、下关节突的椎间关节处的椎弓发生断裂，这种峡部融合失败可能是由于先天性缺陷或后期创伤引起。这种缺损可能是单侧或双侧，且可能与椎体滑脱相关。在我们的病例中，峡部缺损是双侧的，侧位像上并不是特别明显。30%的峡部缺损患者同时伴有 SBO。

SBO、峡部缺损以及皮肤表面有痣，这些对于此例硬膜外阻滞失败可能的影响还仅仅是推测。

8.5.2.3 隐性脊柱裂和皮肤病变

另一名产妇在 L2 椎体上方体表中线上有一个明显凸起的痣，旁边还有一个更小的痣（图 8.23a）。在不伴有其他相关病变的情况下，即使远离通常发生脊柱裂的 L5 和 S1 节段，孤立出现的色素痣也提示合并可疑的脊柱关闭不全。实施 L3-L4 硬膜外阻滞进行分娩镇痛，穿刺困难，第 4 次尝试后穿刺置管成功，镇痛效果满意。之后影像学显示轻度脊柱侧凸，S1 节段 SBO 伴融合缺损，造影剂扩散正常（图 8.23b）。在这个病例，异常凸起的痣和 SBO 没有相关性，完全是巧合，但两者相关性在没有 CT 或 MRI 证实下也不能完全绝对排除。

8.5.2.4 合并隐性脊柱裂的非产科患者结局

共 32 例妇科手术患者进行了硬膜外造影，其中 4 例发现合并 SBO。4 例中有 1 例阻

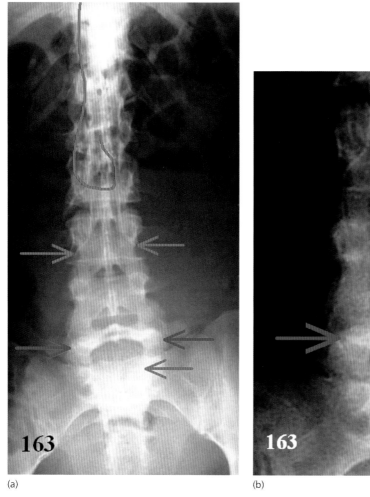

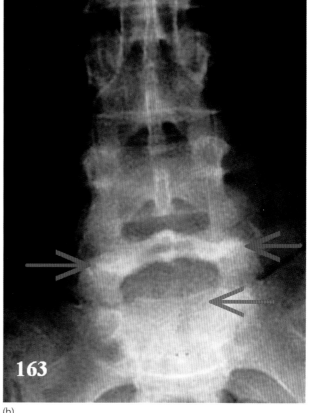

(a)   (b)

图 8.22   (a)正位像显示 L5 节段峡部缺损(蓝色箭头),S1 节段 SBO(下方红色箭头),同时造影剂向尾侧扩散受限,仅到 L3(上方箭头),伴随骶神经根阻滞不全。(b)放大的正位像显示 L5 节段峡部缺损(蓝色箭头),S1 节段 SBO(红色箭头)。

滞效果满意,1 例未穿刺至硬膜外间隙, 造影剂分布于椎旁间隙(图 6.7a),另外 2 例 1 例单侧阻滞,1 例高位阻滞。非产科手术中的硬膜外阻滞效果和 SBO 之间的因果关系现无法得出结论。

8.5.3 隐性椎管闭合不全

22 例椎管闭合不全的病例中只有 2 例属于隐性椎管闭合不全,均有皮毛窦。这种先天性缺陷是由神经元与上皮外胚层分离失败引起的,可能合并脊柱中线融合缺损,伴或不伴有脊髓栓系。皮毛窦可仅为盲端窦道开口,见第 1 个病例,或者向内与椎管相通,见第 2 个病例。

37 岁产妇在尾骨水平处可见一处小的皮毛窦道 (图 8.24a),S1/2 节段合并 SBO (图 8.24b),伴有宽大"V"形骶骨后部融合缺损。患

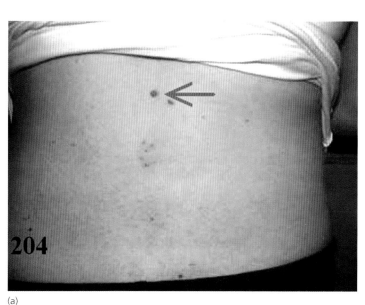

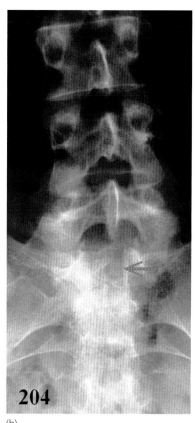

(a) (b)

图 8.23　(a)患者背部图片显示背部正中线 L2 节段处凸起痣(箭头),L3–L4 处有多点穿刺后瘢痕。(b)正位 X 线片显示 S1 节段脊柱裂。

者先后 4 次分娩都实施了硬膜外分娩镇痛,4 次均出现左侧为主的单侧阻滞,即便相邻节段再次置入硬膜外导管,阻滞效果依然没有明显改善。非常遗憾,这个病例未进行硬膜外造影。

病例 8.11:脊柱裂与皮毛窦

患者 40 岁,来自偏远乡镇,行开腹子宫切除术,既往体健,无手术史。患者在小时候发现腰椎位置有一个"小疱",偶尔会有一点儿"水样液体"排出,但并没有任何其他不适症状,也未进行相关的医学检查。入院进行背部检查发现 L4–L5 节段中线处有一个大的浅凹 (图 8.25a),邻近可见红色质软囊性隆起,直径约

5mm,顶部有一个针样瘘口(图 8.25b),轻度挤压未见液体排出。

患者合并小下颌畸形,张口极度受限,存在气管插管困难,因此首选椎管内麻醉进行手术。

影像学所见:S1 脊柱裂

胸腰椎正位 X 线片显示 S1 椎板不对称融合缺损,L5 椎体扭转(图 8.25c)。实施 L2–L3 硬膜外阻滞,麻醉效果满意,无相关并发症。这是一个很多年前的病例,那时还没有 CT 或 MRI 扫描,现如今 CT 和 MRI 已经是术前评估的重要部分。

8.5.4 关于隐性脊柱裂研究结果的总结

之前已经有很多关于 SBO 与临床问题的

123

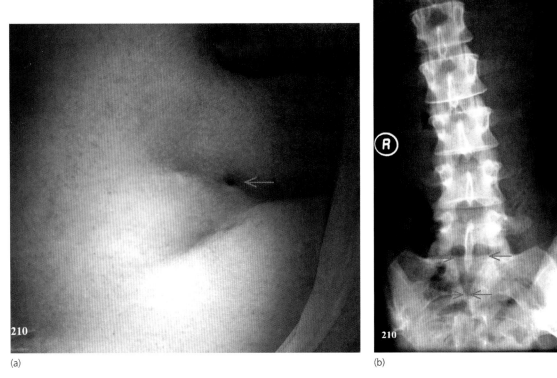

(a)　　　　　　　　　　　　　　　　　　　　　　　　　(b)

图 8.24　(a)患者左侧卧位腰部和臀部照片显示尾骨右侧可见皮毛窦道开口(箭头),S1 和 S2 节段 SBO,4 次分娩共实施了 6 次硬膜外阻滞,均出现阻滞不全。(b)正位 X 线片显示脊柱裂,伴随 V 形缺损(箭头),导致 S1 和 S2 的后部融合缺损。

相关性研究,如下尿路功能障碍[16]或慢性腰背痛[17],但没有太多进展。现阶段,对于合并 SBO 对硬膜外麻醉效果的影响还没有确定结论,然而观察发现一些出现单侧阻滞和硬膜内注射的病例合并 SBO,这一点值得关注和进一步研究。

在腰骶部正中线处出现孤立的色素沉着病变,在多数情况下几乎可以肯定是巧合,但这样的病变,也可能是相同或不同椎体水平潜在 SBO 的指征,但这需要更多的数据支持。

8.6 结论

本章仅对众多不同脊柱疾病中可能会影响硬膜外阻滞效果的一些疾病或手术进行了讨论。硬膜外造影能够增加我们对于相关病理变化的认识,从而找到最好的解决方案。与此同时,对合并严重背部问题的患者实施硬膜外阻滞极具挑战,但结果往往是有益的。然而确实观察到一些病例,仅合并自身都未觉察的轻度脊柱侧凸,但却发生了硬膜外阻滞不全,且发生比例远远超出我们现有的认识。

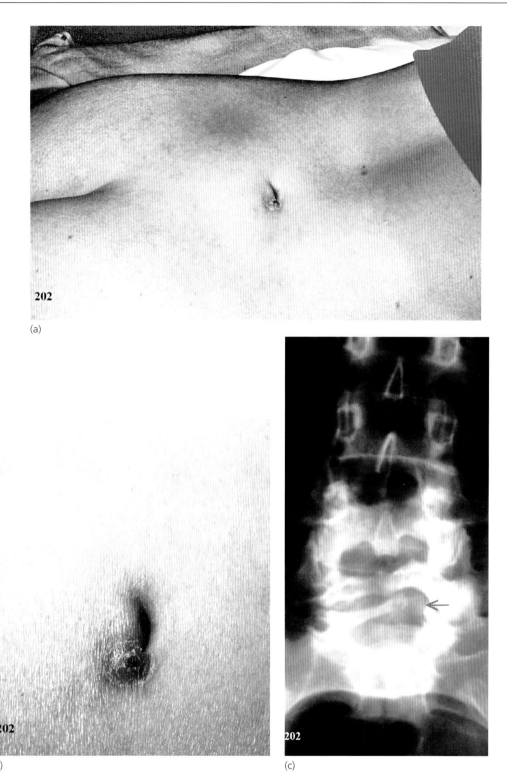

图 8.25 (a)患者背部照片显示皮毛窦道,L4–L5 节段浅凹。(b)浅凹特写照片显示囊性隆起和针状瘘口。(c)正位 X 线片显示 S1 节段脊柱裂,伴 L5 椎体扭转。

（刘超群 译 徐国勋 刘薇 校）

参考文献

1 Campbell DC (2000) Musculoskeletal Disorders. In *Textbook of Obstetric Anesthesia*, editors Birnbach DJ, Gatt SP, Datta S. Churchill Livingstone, Philadelphia, pp. 617–629.

2 Tolo VT (1989) Surgical treatment of adult adolescent idiopathic scoliosis. *Instructional Course Lectures*; 38:143–146.

3 Schachner SM, Abram SE (1982) Use of two epidural catheters to provide analgesia of unblocked segments in a patient with lumbar disc disease. *Anesthesiology*; 56:150–151.

4 Moran DH, Johnson MD (1990) Continuous spinal anesthesia with combined hyperbaric and isobaric bupivacaine in a patient with scoliosis. *Anesthesia and Analgesia*; 70:445–447.

5 Pascoe HE, Jennings GS, Marx GF (1993) Successful spinal anesthesia after inadequate epidural block in a parturient with prior surgical correction of scoliosis. *Regional Anesthesia*; 18:191–192.

6 Daley MD, Rolbin SH, Hew EM, Morningstar BA, Stewart JA (1990) Epidural anesthesia for obstetrics after spinal surgery. *Regional Anesthesia*; 15:280–284.

7 Lee YJ, Bundschu RH, Moffat EC (1995) Unintentional subdural block during labor epidural in a parturient with prior Harrington rod insertion for scoliosis. *Regional Anesthesia*; 20:159–162.

8 Hu SS, Tribus CB, Diab M, Ghanayem AJ (2008) Spondylolisthesis and spondylolysis. *Instructional Course Lectures*; 57:431–435.

9 Kumar R, Guinto FC Jr, Madewell JE (1988) The vertebral body: Radiographic configurations in various congenital and acquired disorders. *Radiographics*; 8:455–485.

10 McGrady EM, Davis AG (1988) Spina bifida occulta and epidural anaesthesia. *Anaesthesia*; 43:857–859.

11 Davies PRF, Loach AB (1996) Spinal anaesthesia and spina-bifida occulta. *Anaesthesia*; 51:1158–1160.

12 Page LK (1985) Occult spinal dysraphism and related disorders. In *Neurosurgery*, editors Wilkins RH, Rengachary SS. McGraw-Hill, New York, pp. 259–265.

13 Altamimi Y, Pavy TJ (2006) Epidural analgesia for labour in a patient with a neural tube defect. *Anaesthesia and Intensive Care*; 34:816–819.

14 Albano JP, Shannon SG, Alem NM, Mason KT (1996) Injury risk for research subjects with spina bifida occulta in a repeated impact study: a case review. *Aviation, Space and Environmental Medicine*; 67:767–769.

15 Collier CB (2010) The intradural space: the fourth place to go astray during attempted epidural block. *International Journal of Obstetric Anesthesia*; 19:133–141.

16 Samuel M, Boddy SA (2004) Is spina bifida occulta associated with lower urinary tract dysfunction in children? *Journal of Urology*; 171:2644–2666.

17 Sairyo K, Goel VK, Vadapalli S (2006) Biomechanical comparison of lumbar spine with or without spina bifida occulta. A finite element analysis. *Spinal Cord*; 44:440–4446.

第9章

硬膜外导管评价：硬膜外造影图像的作用

9.1 引言

我们的硬膜外造影图像研究为评价当时能找到的、多种类型的硬膜外导管功能提供了独特机会(表9.1)。在不同情形下,我们将放射检查与产科相关的硬膜外导管功能研究相结合[1,2],希望能找出硬膜外导管所需具备的理想特性,尤其是导管硬度和侧孔数及其开口位置。我们之前的结论反对在产科患者中使用末端开口的导管,因为这种导管在足月妊娠时硬膜外间隙充血的状态下阻滞不满意的发生率高得难以接受[2]。然而,该建议现在看来仅适用于较早的、更硬的导管。

表9.1 178例患者使用导管的总结(如果使用不止一个导管,考虑最终置入者)

导管类型	n
Portex 17 规格三侧孔	86
Portex 17 规格三近孔	43
Arrow 19 规格末端口	22
Portex 17 规格末端口	4
Portex 19 规格三侧孔	4
Mallinckrodt 20 规格末端口	2
Becton Dickinson 20 规格末端口	2
CSE(腰硬联合)Portex 17 规格三侧孔	15

9.2 导管硬度

首先,在本研究的大约前10年中,唯一能用的导管材质相当硬,导致置入时显著的感觉异常(23%)和血管穿孔(6%)发生率很高[2]。因此一些制造商引进了尖端更细、更柔软的导管,同时伴随着偶然的不可预见的结果(图9.1)。

当前随着将线圈纳入聚氨酯或尼龙导管壁中的趋势,已生产出更细、更柔软的导管,感觉异常的发生率和严重程度降低(3%~5%),血管损伤的危险减小(1%)[3]。然而有报道指出,许多麻醉医师,尤其是那些在培训中的,即便使用导管置入辅助装置,也难以通过硬膜外针置入更柔软的导管,因此尽管更柔软的导管有明显的优点,临床实践中仍坚持用更硬的导管。此外,更柔软的导管往往更难以在操作结束后拔出。

9.3 多少孔/眼足够

在导管设计中,开口或侧孔的数量及开口位置都存在多种变化[4]。最初的预包装硬膜外导管为简单的普通管,两端开口,但远端开口会对硬膜外间隙结构带来创伤,之后得到圆满

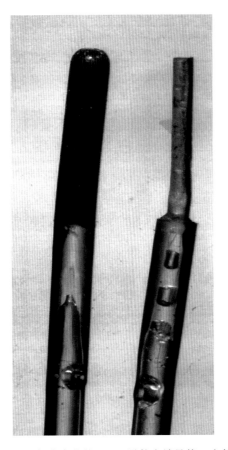

图 9.1 左侧为完整的 Braun 柔软末端导管，右侧为从患者体内取出后末端消失的导管。

解决。其他制造商在其导管上封闭远端开口并且纳入 1 个、2 个、3 个、6 个，甚至 12 个或更多的侧孔，这些改变几乎没有科学数据的支持。3 个侧孔似乎是最受欢迎的结果，然而一旦解决了制造困难，将其安排在何处则成为有争议的问题。我们测试了 3 种不同模式的导管：距导管尖端 6/10/14mm 的标准开口型、2/3/4mm 的近侧开口型和 4/6/8mm 的中间开口型的 Portex 导管(Portex Ltd.，Ashford，Kent，UK) (图 9.2)，几乎检测不出三者功能的差别。至今仍未能证实使开口彼此之间距离更近的设计会使安全性得到改进。

9.3.1 堵塞的导管侧孔

三侧孔的硬膜外导管易被血凝块堵塞，尤其是在产科患者及置管时间延长者中[4]。偶尔当导管腔内或所有三侧孔内的血凝块造成无法注射药液时，不得不替换导管。而 1 个或 2 个侧孔的堵塞可能与阻滞不全有关，因为通过仍然开放的侧孔时局部麻醉药的流动和分布可能受限，这些侧孔的横截面积远小于标准的末端开口导管终端口的面积。

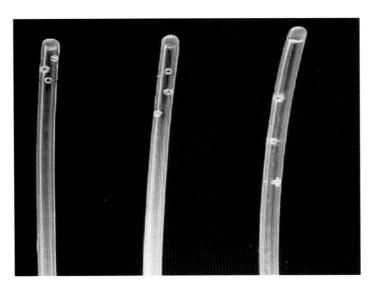

图 9.2 本研究所用的 3 类 Portex 硬膜外导管，带有不同间距的侧孔(从左往右)：近侧型、中间型和标准型导管。

病例 9.1:失败的剖宫产阻滞

一名 31 岁待产妇,顺利在 L3-L4 置入三侧孔导管(Portex),硬膜外间隙深度为 3cm。阻滞平面在双侧达到 T9,但多次给予局部麻醉药,骶神经根阻滞仍然失败。转急诊剖宫产时,追加含肾上腺素的 2% 利多卡因 20mL,用针刺测试时,阻滞平面双侧向上扩展至 T4。手术进展顺利,麻醉效果满意,但胎儿娩出后将子宫拿出腹腔时,患者在 T12 水平出现严重下腹部疼痛,主要在右侧,改全身麻醉以缓解疼痛。术后给予 0.125% 布比卡因复合芬太尼的 PCEA 装置,仅提供了有限的镇痛效果,且 4h 后停用。

硬膜外造影所见:造影剂分布不均

次日行硬膜外造影显示导管尖端在 L2-L3 中线处,指向头侧。注射造影剂时有相当大的阻力,起初在 L2-L4 均匀分布。此外,造影剂从左右两侧呈柱形向上延伸到 T11,中线分布减少。在 L1-L2 中线偏右侧存在大面积的充盈缺损(箭头,图 9.3a),似乎与临床无阻滞效果的区域符合。在 L3 以上出现零星的造影剂从椎间孔漏出。侧位像(图 9.3b)可以看到造影剂在硬膜外间隙的分布相当均匀,在充盈缺损处,T12-L2(箭头)的前侧有显著的柱状显影,后侧柱状显影稍暗淡。

导管检查:单个有功能的侧孔

拔出该患者导管,然后仔细检查,这是我们对 2000 例连续使用的硬膜外导管研究工作的一部分[4]。用盐水冲洗导管时遇到相当大的阻力,当注射压力足够大时,盐水只通过近端侧孔缓慢流出。显微镜检查显示在近端侧孔和中间侧孔之间存在一些完全堵塞导管腔的碎屑。经导管抽吸盐水时,碎屑向近端移动(图 9.3c),我们拍照记录然后切割导管进一步研

究。我们无法确定这种坚硬白色物质的性质是什么,但推测是制造过程中钻孔后留下的尼龙"切屑"碎片。这些碎片堵塞物的存在可能引起造影剂分布不均以及阻滞效果不满意,几乎可以肯定的是在硬膜外间隙内只有一个导管侧孔是保持开放的。

9.3.2 末端开口导管

在产科病例的早期研究中,当时使用的导管质地偏硬,与侧孔导管(12%)相比,使用末端开口时阻滞不满意的发生率非常高(32%),大多数阻滞失败表现为单侧阻滞和斑片状阻滞不全[2]。这归因于从末端开口流出的药液分布不良,药液趋于形成远离导管尖端的单一的单向流动,而使用侧孔导管时,由于侧孔的存在,局部麻醉药被 120° 圆弧和几毫米间距分隔为三股液流[4]。然而,这可能仅是一个相当简单的解释,在足月妊娠的拥挤的腰部硬膜外间隙中,导管尖端有可能被硬膜外脂肪和血管包围,因此通常没有药液涌出,仅仅是一些滴流的液体。此外,实验室研究已显示,使用适度的注射压力,带侧孔导管的近端开口才是药液流出的主要通道,而其他开口在很大程度上是多余的[4]。无论机制如何,我们的不良结果使我们得出结论,至少在产科不建议使用末端开口导管。

当制造商开始可以提供柔软的可弯曲的加强型导管时,我们要求制造商(Arrow International, Reading, PA, USA)生产侧孔型导管,但当时存在技术上的难题,尽管现在可以做到(Portex)。我们开始使用软性(Arrow)导管,发现现在的末端开口导管效果令人满意,最近 Spiegel 等的研究[3]也证实了我们的结论:末端开口和侧孔软导管在初始镇痛成功率、并发症或分娩镇痛效果上不存在差异。作者将新导管的成功归因于其在硬膜外间隙内卷曲并

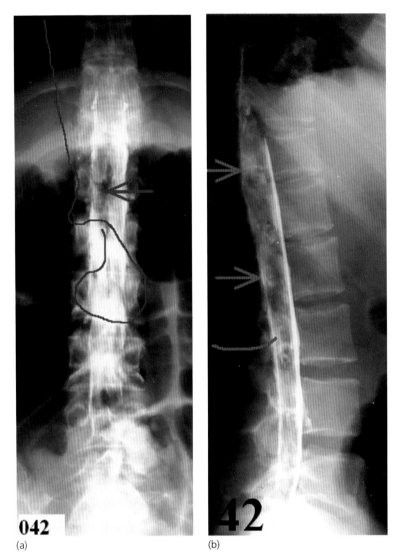

(a)　　　　　　　　　　(b)

图 9.3 (a)剖宫产阻滞失败后的正位像显示 L1–L2(箭头)存在大面积的、偏右侧的充盈缺损。(b)侧位像显示在充盈缺损处(箭头间)后侧的柱状显影暗淡。(待续)

停留在中线的能力，从而避免了向头侧置管时导管从椎间孔穿出。

9.4 改良的导管腔——"带棱纹"导管

Becton Dickinson (Franklin Lakes, NJ, USA)Perisafe"带棱纹"导管设计有独特的不规则管腔(图 9.4)，试图解决软导管在硬膜外间隙内缠绕梗阻的问题。我们尝试在 12 例患者中使用该导管，但成功率有限，因为反复发生导管阻塞。所有 12 根导管在置入时感觉相当硬。2 例阻滞失败患者的硬膜外造影图提示导管侧向偏移：一根导管从椎间孔穿出(图 9.5)，另一根导管在右侧硬膜外间隙边缘(图 9.6)，伴随持续单侧阻滞。似乎这些起初质地偏硬的导管在体温作用下柔软性增加，而后容易发生缠绕和阻塞。12 例患者中有 5 例必须重新置

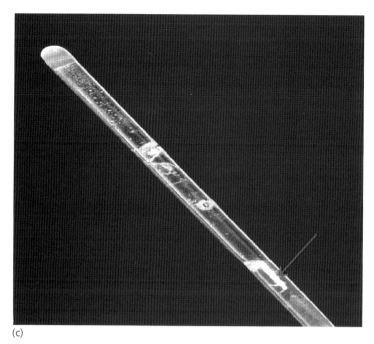

图 9.3(续)　(c)堵塞的导管,带有梗阻的碎屑或"切屑"(箭头)。

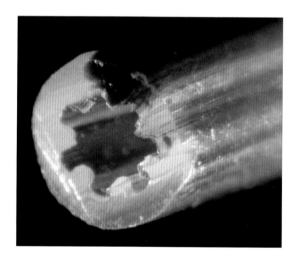

图 9.4　"带棱纹"的 Perisafe 导管(Becton Dickinson)终末端视图显示独特不规则的导管腔。

管。造影剂无法通过这些留在原地的缠绕的导管。

这种特别类型的导管几乎不受欢迎,因为其似乎有两种特性:初期过硬和后期易于压缩。

9.5 置入硬膜外间隙后导管尖端方向

1970 年,Usubiaga 等最先使用放射影像追踪硬膜外导管路径并将导管尖端的位置与神经阻滞不全联系起来[5]。最近,Hogan 使用 CT 定位导管尖端位置并将其与先前硬膜外阻滞效果联系,但仍无法确认导管尖端的方向[6]。

在我们研究的 178 例患者中(193 根造影时仍在原位的导管),仅 180 根导管能确定其尖端的位置。

9.5.1 置入导管时尝试的方向

在 176 根导管中,绝大多数导管使用 Tuohy 穿刺针斜面朝上(头侧方向),于中线位置置入。两根导管置入时开口方向为侧面(见"9.5.2.1 向两侧置管"),两根导管朝下(尾侧)置入,一次有意为之,一次为意外置入。

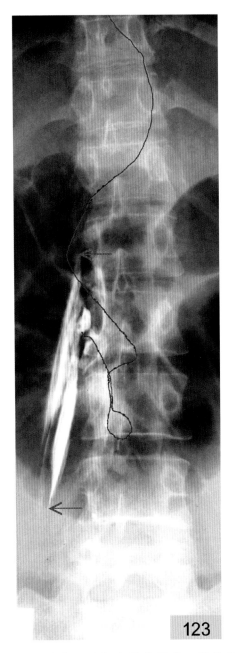

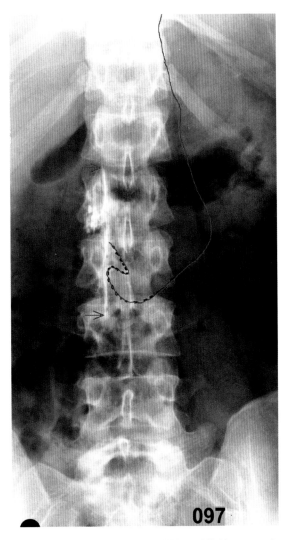

图9.6 正位像显示 Perisafe 带棱纹导管从 L3–L4 中线置入,然后侧行至右侧。注射造影剂(7mL)后,造影剂呈柱状流入 L2–L4 (箭头) 间狭窄的右侧硬膜外间隙,仅少量从 L2–L3 椎间孔溢出。

图9.5 正位像显示轻度脊椎侧弯,带棱纹的 Perisafe 导管从 L2–L3 置入后位于中线右侧,向右侧偏移并从 L2–L3 椎间孔穿出,造影剂聚集在腰大肌前侧(箭头)。

9.5.2 导管尖端的最终位置

在沿头侧方向置入的 176 根硬膜外导管中,143 根(81%)导管朝向头侧, 17 根明显向尾侧偏离(10%)(图 9.7)。剩余 16 根(9%)导管偏向一侧, 10 根从椎间孔穿出,6 根停留在硬膜外间隙的侧隐窝内。

导管偏向尾侧的最大可能原因是硬膜外间隙内有中隔或术后粘连造成的梗阻。在这类患者中使用"更软的"导管可能更容易发生移位。位于硬膜外间隙之外的导管,如蛛网膜下

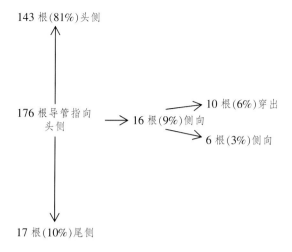

图9.7　导管游走方向。

分布受限。

隙、硬膜内或硬膜下间隙或椎旁导管，似乎可以朝各个方向无约束地穿行。

9.5.2.1 向两侧置管

有两例患者有意通过侧向斜面置入硬膜外导管后做硬膜外造影，至少从临床层面上看，尤其是在使用过硬的导管时，侧向置入的硬膜外导管与向头侧置入的导管相比，前者与产科或普外科的阻滞失败更相关。侧向斜面的Tuohy穿刺针流行多年有两个原因：第一个原因是可以有意地进行单侧阻滞，主要是针对一侧下肢手术；第二个原因是基于（目前看来）相当值得怀疑的假设——形成硬膜的胶原纤维束走行平行于脊柱，如果发生意外的硬膜穿破，有利于使硬膜上的破口尽可能减小。我们现在认识到胶原纤维朝四面八方穿行[7]，因此必须停止旋转针尖斜面的操作，除非需要进行单侧阻滞，尤其是在日间手术中。

当侧向导管长度不足以从椎间孔穿出时，其尖端可能位于硬膜外间隙的侧隐窝内（如图9.6）。该定位似乎不利于局部麻醉药向两侧有效扩散，特别是如果可以利用的是末端孔或近侧孔，注入导管的局部麻醉药将

病例9.2：明显的单侧阻滞

在待产妇的L3-L4间隙置入近侧孔导管（Portex），Tuohy穿刺针斜面意外地向左旋转。置管深度为4cm，给予0.375%布比卡因，即使反复加药，总剂量达42mL，仍然出现右侧阻滞不全且分布不均，且麻醉平面不超过T12，而左侧阻滞平面可到达T7。

硬膜外造影所见：造影剂分布不均

次日行硬膜外造影，正位透视显示导管尖端侧向放置于左侧L3-L4间隙处。造影剂主要分布于左侧，比右侧的密度大。正位像上（图9.8a）造影剂在L1-L5分布受限且从双侧椎间孔溢出，左侧更明显且集中。在侧位像（图9.8b）中，造影剂似乎均匀地分布在硬膜外间隙。硬膜外造影图确实提示存在中线隔膜引起了某种程度的堵塞，但难以判断阻滞不全和造影剂分布不均多大程度是来自隔膜的存在，而非导管尖端位置异常。

硬膜外造影后，小心拔出并检查硬膜外导管。观察到导管远端5cm形成向左90°的固定曲线。

9.5.2.2 向尾侧置管

仔细观察17例拟向头侧置管而实际转向尾侧的导管中，显示4例在蛛网膜下隙、硬膜下间隙或硬膜内间隙。

在13例位于硬膜外间隙内向尾侧位移的导管中，10例采用的是较早的、更硬的导管（占这些导管的7.1%），剩下的3例使用目前更柔软的导管（占被错置导管的13.6%）。

临床评估中，13例定位在硬膜外间隙指向尾侧的导管，仅3例能提供令人满意的阻滞效果，大部分阻滞平面太低或分布不均。阻滞

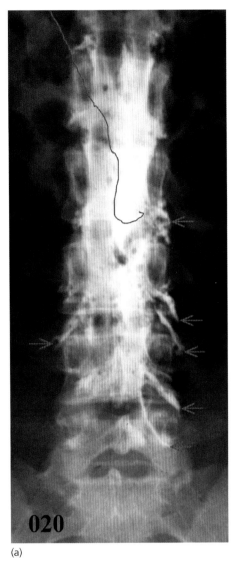

(a)

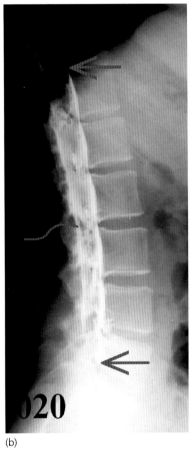

(b)

图9.8　(a)侧向放置近侧孔导管后的正位像显示造影剂分布于L1-L5，左侧更密集，伴随持续的左侧单侧阻滞。造影剂从左侧的椎间孔溢出更多(箭头)。(b)侧位像显示T12-L5硬膜外间隙(箭头)造影剂分布相当均匀。整体视图提示存在与导管尖端侧向位移相关的中线隔膜。

失败的发生率在这里相当高，但应注意的是，我们的硬膜外造影研究(所纳入的病例)本身就是用来调查阻滞失败或不全原因的。

以下描述了17例朝向尾侧置管的病例的具体情况：

(1)因硬膜外间隙分隔造成导管移位：该病例以横向分隔为特征(图7.9a)，已在前面章节详细描述过，但X线片(图9.9)清楚显示导管指向尾侧。阻滞平面太低，不超过T10。

(2)蛛网膜下隙、硬膜下间隙或硬膜内间隙的导管：硬膜外间隙内向头侧置入的导管约90%易于向头侧穿行，而异位到硬膜外间隙以外的导管似乎没有这种规律。在3例硬膜下阻滞中，1例导管朝向尾侧(图5.3a)。类似的，10例硬膜内阻滞中至少有2例导管也朝向尾侧，然而其发生率可能更高，因为在硬膜外造影中局部造影剂的密集显影模糊了导管显影，使分辨导管方向变得困难(图5.5a和图5.9a)。

(3)无明显梗阻的导管：导管尖端朝向尾侧置管并非总会导致阻滞不全，正如下一病例中

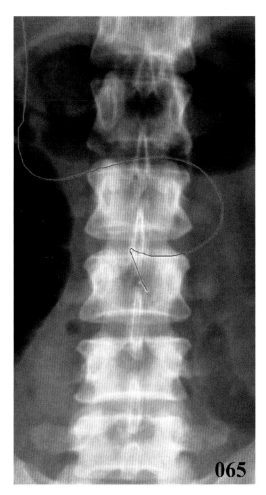

图 9.9　正位像显示:尽管向头侧置入,不透射线的 19G 软性导管(箭头)尖端仍然向尾侧穿行(见图 7.9a)。

所述,该病例使用了更柔软的导管(病例 9.3)。

病例 9.3:令人满意的阻滞

40 岁患者在 L2–L3 间隙顺利地向头侧置入 19G 侧孔导管(Portex)。随后实施经腹子宫切除手术,阻滞效果令人满意。

硬膜外造影所见:造影剂经椎间孔溢出有限

透视下显示导管向尾侧穿行,尖端位于

L3 节段中线右侧。开始造影剂主要流向左侧,在 T10–L4 呈柱状分布,经椎间孔溢出的造影剂有限。右侧柱状显影随后出现,最终左右显影(图 9.10a)相当匀称,仅在 L3–L4 双侧有少量造影剂从椎间孔溢出。侧位像(图 9.10b)显示硬膜外间隙内造影剂呈斑片状分布,后侧柱状显影明显,在 L2 以上仅有微弱的前侧柱状显影。

起初大量造影剂向单侧流动且 L4 以下无造影剂分布,这点提示可能是硬膜外间隙存在分隔从而部分阻断了硬膜外造影剂流动,或仅因为导管尖端未在理想位置而产生这种表现。然而,阻滞效果最终令人满意,因此如何定义硬膜外导管尖端是否处在理想位置,还需要后续进一步工作。

总之,导管向尾侧偏移更容易发生于以下几种情况:存在硬膜外间隙分隔或其他原因导致的梗阻时,置管到硬膜外间隙以外时,以及采用更软和更细规格的导管时。或许并不意外的是,这些更软的导管进入硬膜外间隙后(从理论上)更容易由于前方的梗阻而发生位置偏移。

9.6 结论

1962 年引进的一次性硬膜外导管使硬膜外阻滞呈流行性暴发式增长。在过去的几十年中,关于导管的设计和所用原材料的研究进展缓慢。就减少对神经和血管的损伤而言,更软的导管看似是更理想的,尽管其更难以置入,尤其对经验不足者。在大多数临床实践中,都要求从中线向头侧置管,而采用更软的导管很有可能也更容易偏离原定方向。如果使用更柔软的导管,导管尖端的开口数量或其在导管上的位置似乎相对没有那么重要。

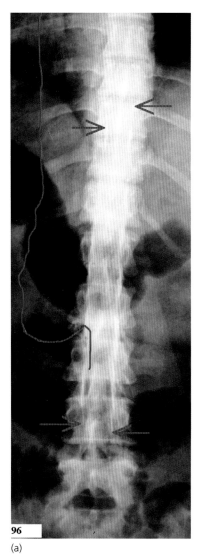

(a)

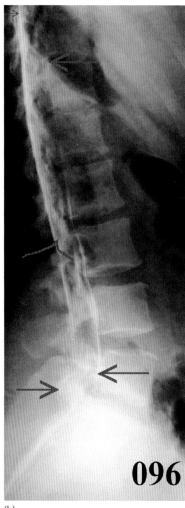

(b)

图 9.10 （a）正位像显示在阻滞成功后，19G 导管（Portex）尽管向头侧置入却向尾侧穿行，造影剂在 T10–L4 集中垂直分布（箭头），但在 L3–L4 间隙仅有少量造影剂从椎间孔溢出。（b）侧位像显示导管指向尾侧，造影剂分布广泛均匀（箭头），同时在 L2 以上出现前侧柱状显影变淡。

（景宇森 译　孙传红 刘薇 校）

参考文献

1 Collier CB, Gatt SP (1993) A new epidural catheter. Closer eyes for safety? *Anaesthesia*; 48:803–806.

2 Collier CB, Gatt SP (1994) Epidural catheters for obstetrics; terminal hole or lateral eyes? *Regional Anesthesia*; 19:378–385.

3 Spiegel JE, Vasudevan A, Li Y, Hess PE (2009) A randomised prospective study comparing two flexible epidural catheters for labour analgesia. *British Journal of Anaesthesia*; 103: 400–405.

4 Collier CB (1994) *Some Complications of Epidural Block*. Doctor of Medicine Thesis. University of New South Wales, Sydney, Australia.

5 Usubiaga JE, dos Reis A Jr, Usubiaga LE (1970) Epidural misplacement of catheters and mechanisms of unilateral blockade. *Anesthesiology*; 32:158–161.

6 Hogan QH (1999) Epidural catheter tip position and distribution of injectate evaluated by computed tomography. *Anesthesiology*; 90: 964–970.

7 Reina MA, Casasola ODL, Lopez A, De Andres JA, Mora M, Fernandez A (2002) The origin of the spinal subdural space: Ultrastructure findings. *Anesthesia and Analgesia*; 94:991–995.

第 **10** 章

结论

本书插图仅展示了约 180 例经硬膜外导管注入造影剂所得的各式图像中的小部分。目前仍有许多工作以待继续，尤其是和隔膜相关者，因为它在大多数硬膜外阻滞失败或不全病例中似乎都扮演了关键角色。

在大多数情况下，椎管内阻滞的范围与硬膜外造影所呈现的结果有显著的相关性。而当两者存在分歧时，往往使用更大剂量的造影剂则能够体现其相关性。然而，在研究初期，由于担心当时所用造影剂的毒性，我们采用 10~13mL（根据患者体重）作为标准剂量来比较不同患者之间硬膜外造影剂的充盈程度。但这可能损害所得图像的准确性，只要能够排除注入蛛网膜下隙的情况，将造影剂剂量提升到 20mL 可能更有利于得到更精确的图像。

我们有 3 例产科患者的研究结果未显示出相关性，即多次硬膜外阻滞效果欠佳，硬膜外造影图像却显示正常。其中 2 例患者有长期静脉海洛因注射史，我们推测，是否是成瘾患者的局部麻醉药相应受体敏感性发生了改变。曾有人提出，伴随阿片类药物的戒断反应，由脊髓 κ 受体及 α-2 肾上腺素能受体部分介导的下行调节系统的激活导致了痛觉过敏，而可乐定能抑制相关反应[1]。相对蛛网膜下隙阻滞，这种效应更容易体现在硬膜外阻滞中，这可能是阿片类成瘾患者硬膜外阻滞失败的原因，即使局部麻醉药正确注入硬膜外间隙内[2]。第 3 例患者患有 Ehlers-Danlos 综合征（Ⅲ型家族性关节松弛），表现为纸样皮肤和关节过度松弛。初始穿刺，硬膜外针即穿破硬膜，推测与高度退化松弛的黄韧带有关。再次小心地于邻近间隙进行穿刺，带来了斑片状不均匀的硬膜外镇痛效果，正如既往曾报道过的 Ehlers-Danlos 综合征产妇的表现[3]。硬膜外造影显示图像正常。由于局部麻醉药受体突变和钠通道异常导致局部麻醉药耐受也极为罕见[4]。在这种病例中，硬膜外操作确认无误，但阻滞却反复失败。基因突变使这些受体通道的氨基酸序列改变，从而导致相应受体敏感度下调。这些阻滞失败的病例非常奇特，但我们应谨记，导致硬膜外阻滞失败的最常见原因仍是对操作技巧不熟悉及解剖结构异常。

硬膜外阻滞出现异常情况或发生威胁生命的并发症时，硬膜外造影可能有助于诊断其病因，尽管对所涉及的患者本人当时也许并无太大益处。同时，造影对硬膜外阻滞失败的机制或多或少也可以加以推测解释。这些知识有助于提高操作者的技能及效率，也可用于对患者解释病情，有利于将来再次进行操作时提前做出准备，以缓解患者的焦虑情绪。我们鼓励广大麻醉医师对亲身经历的硬膜外阻滞失败或不全的患者进行研究，且最好在硬膜外扫描时亲自注入造影剂，仅需几分钟的时间，结果却极具启发性。

根据我们研究结论的总结，在教学医院中，对于缺乏经验的操作者而言，硬膜外阻滞失败或不全的最常见原因是硬膜外导管位置异常，若导管位置正确，则最常见的原因是存在硬膜外间隙纵向或横向分隔，这点可能很难得以解决。其他少见的原因包括导管尖端误入椎间孔离开硬膜外间隙，这一问题可通过使用更柔软的导管和置管深度保持在 2~3cm 进行解决。拔出部分导管重新给药，对一半患者能起到补救作用。最后，对于患者自身通常未意识到的即使是轻度脊柱侧弯，也往往呈现出单侧或补丁状的硬膜外阻滞效果，尤其是分娩时使用低剂量局部麻醉药时。

使用当前更柔软、更有弹性的新型钢丝导管似乎能提高阻滞效果并降低阻滞失败率，且导管置入时神经和血管损伤的发生率也更低。唯一的缺点在于增加了导管置入和拔出的难度，尤其是对于经验较少者，且向头侧置管时，这些柔软的导管偶尔会出现偏离头侧方向的情况。此外，对于这些新型导管，导管开口或侧孔的数量和位置似乎对阻滞效果影响不大。

许多麻醉医师依然认为，相比于通过导管给药，经硬膜外穿刺针直接给药阻滞效果更确切。无论使用何种耗材，成功的硬膜外阻滞均需要具备对操作细节的关注、精确而简单的阻滞效果评估方法以及及时的补救措施。

（丁志刚 译　刘超群 校）

参考文献

1 Sood V, Robinson DA, Suri I (2009) Difficult intubation during rapid sequence induction in a parturient with Ehlers–Danlos syndrome, hypermobility type. *International Journal of Obstetric Anesthesia*; 18:408–412.

2 Aviles J, Barbaro NM, Drasner K (1993) Pharmacology of descending hyperalgesia: Evidence for involvement of spinal cord kappa and alpha-adrenergic receptors. *Anesthesiology*; 79(Suppl):A906.

3 Golomb E, Langerman L, Benita S (1993) Discrepancy between the development of tolerance to bupivacaine in extradural and spinal anaesthesia in rabbits. *British Journal of Anaesthesia*; 71:450–452.

4 Kavlock R, Ting PH (2004) Local anesthetic resistance in a pregnant patient with lumbosacral plexopathy. *BMC Anesthesiology*; 4:1; http//www.biomedcentral.com/bmcanesthesiol/ (accessed 9/5/11).

索 引

B

背侧中线隔膜 89

D

导管位置异常 76

F

复杂硬膜外阻滞 27

G

高位脊髓阻滞 35
高位硬膜外阻滞 27
高位硬膜下阻滞 46

H

横向隔膜 87,93,95
霍纳综合征 37

J

脊柱病变 108
脊柱侧凸 102
脊柱后凸 108
脊柱畸形 102
脊柱裂 122,123
脊柱前凸 108
脊柱手术 108
局限的单侧椎旁阻滞 82

K

空气气泡 11

N

囊性脊柱裂 116

P

皮毛窦 122,123

W

完全硬膜下阻滞 43

X

血管内注射 27

Y

意外蛛网膜下隙阻滞 30
隐性脊柱裂 115,116
硬膜内间隙 43
硬膜内注射 48
硬膜内阻滞 52,65
硬膜外导管 76,127
硬膜外间隙 18,24
硬膜外溶液逆流和外渗 82
硬膜外造影术 1,7
硬膜外阻滞 102
硬膜外阻滞不全 79,80

硬膜外阻滞失败　76,86

硬膜下间隙　43

Z

造影剂　8

造影剂逆流　85

椎弓峡部缺损　119

椎旁置管　82

阻滞失败　2,76,78